14,80 BÜ

Maria Wilhelmi-Buchinger
Die Buchinger-Methode

Die Buchinger-Methode

Fasten als Weg zu Heilung und Gesundheit

Maria Wilhelmi-Buchinger
und Mitarbeiter der Buchinger-Klinik

Hippokrates Verlag Stuttgart

CIP-Kurztitelaufnahme der Deutschen Bibliothek

Wilhelmi-Buchinger, Maria:
Die Buchinger-Methode : Fasten als Weg zur Heilung u. Gesundheit / Maria Wilhelmi-Buchinger u. Mitarb. d. Buchinger-Klinik. – Stuttgart : Hippokrates-Verlag, 1984.
(Hippokrates-Ratgeber)
ISBN 3-7773-0648-7

Anschrift der Verfasserin:
Maria Wilhelmi-Buchinger
Clinica Buchinger
Apartado 68
Marbella/Málaga
Spanien

ISBN 3-7773-0648-7

Printed in Germany 1984. Umschlaggestaltung: B. Feuerbacher, Stuttgart. Titelfoto: Manfred Stahl, Stuttgart.
Satz: F.-M. Stephan, Stuttgart. Druck: Druckerei P. Schäuble, Stuttgart.

Inhaltsverzeichnis

Vorwort

Mit der richtig angewandten Methode *Otto Buchingers*, dem Heilfasten, wird einer jährlich wachsenden Zahl Hilfe und Heilung suchender Menschen große Erleichterung und Gesundheit wiedergegeben. Diese nicht zu übersehenden Erfolge haben das Fasten in weiten Kreisen des In- und Auslandes bekannt gemacht. Dazu haben die von *H. Ph. Wilhelmi* mit großem organisatorischem, rhetorischem und persönlichem Engagement aufgebauten Fastenkliniken in Überlingen und Marbella ganz wesentlich beigetragen. Der wachsenden Bedeutung des Fastens, nicht nur in der Therapie der aktuellen Risikofaktoren, sondern auch der Behandlung chronischer Krankheiten, wird in einem bisher nicht gekannten Ausmaß an Veröffentlichungen in Literatur, im Radio und im Fernsehen vor Millionen interessierter Laien, Therapeuten und Ärzte Rechnung getragen. Dennoch droht die Gefahr, daß diese so wertvollen Anregungen in einer Sintflut von Reklame und sonstigen mehr oder weniger bedeutenden Informationen untergehen. Immer wieder muß deshalb das Wissen um diese unerschöpfliche Hilfsquelle neu formuliert und vertieft weitergegeben werden, um die notwendige und entschlossene Bereitschaft zum praktischen Selbstversuch zu wecken. Dieses Buch jahrzehntelanger Fastenerfahrung mit sich selbst und mit den vielen *Buchinger*-Patienten richtet sich an all jene, die der Verantwortung sich selbst, ihrer Gesundheit und der Gemeinschaft gegenüber voll bewußt sind, denn unübersehbar wächst die Einsicht:

Weder das Vertrauen auf die ärztliche Kunst oder wunderwirkende Medikamente allein, noch der an den Staat oder das Gesundheitswesen erhobene Anspruch verhelfen ohne eigenes Zutun zu der ersehnten gesunden und langlebigen Arbeits- und Genußfähigkeit. Mehr denn je ist der frei gewählte Verzicht im Fasten der sicherste Weg, der aus einem wachsenden Chaos äußerer und innerer Unsicherheit und Bedrohung heraus und zu einer tragfähigen Ordnung zu führen vermag. Fasten und Lebensreform bleiben die grundlegenden Prinzipien dieser Wegführung zu einem gesünderen und harmonischeren Lebensstil und damit letztlich zu sich selbst.

Je früher der Anfang, desto größer der Erfolg, leiblich, seelisch und geistig. Müssen denn Krankheit und Leiden immer unsere Lehrmeister werden, ist doch vorbeugen besser und leichter als heilen! Dennoch ist es nie zu spät, sich umzustellen und einen Neubeginn zu wagen, denn oft ist damit noch Besserung oder gar Heilung möglich, wo andere Mittel versagen.

So kann dieses Buch vielen eine echte Lebenshilfe werden.

September 1983 – Dr. *Heinz Fahrner*

Was ist Hungern, was ist Fasten?

Am Anfang war der Hunger

In diesem Buch ist vom Hunger nur ganz kurz die Rede, um so mehr – und um so gründlicher – vom Fasten.

Zwei Begriffe, die ganz verschiedene Bedeutungen haben, also nicht miteinander verwechselt werden dürfen.

> Deshalb zunächst: Was ist Hunger?
> Zum einen
> ist es ein *subjektives Gefühl*, welches das Bedürfnis nach Nahrungsaufnahme regelt; oft ist es aber nur Appetit auf bestimmte Speisen oder bloße Eßlust.
> Zum andern
> ist Hunger tatsächlich – *objektiv* – ein Notzustand des Körpers bei teilweisem oder völligem Nahrungsmangel.

Wie aus Hunger Fasten ohne Hunger wird

Störungen des Allgemeinbefindens und bestimmte Krankheitszustände führen bei Mensch und Tier zeitweilig zu Appetitlosigkeit und damit zur Verweigerung der Nahrung.

Das Tier fängt sofort wieder an zu fressen, ja, es muß wieder fressen, sobald sich sein Zustand gebessert hat. Der Mensch muß das nicht. Er kann, wenn er will, fasten, das heißt, er kann freiwillig kürzere oder längere Zeit auf die Nahrung verzichten; dabei erlebt er, daß ein sonst quälendes Hungergefühl – erstaunlicherweise – ausbleibt.

Freiwilligkeit

Fasten kann nur der Mensch. Er entschließt sich aus freiem Willen dazu; der Organismus stellt sich dann darauf ein, die körpereigenen Vorräte, die Energiereserven, zu verbrauchen.

Freiwilligkeit ist unabdingbare Voraussetzung. Fasten kann deshalb nie verordnet, sondern nur empfohlen werden. Die Einsicht in die Notwendigkeit und Zweckmäßigkeit des Fastens muß hinzukommen, wenn das Fasten ohne Hunger und praktisch beschwerdefrei vor sich gehen und zu einem positiven Ergebnis und Erlebnis führen soll.

Die religiöse Tradition des Fastens

Die segensreichen Wirkungen des Fastens gehören zu den ältesten Erfahrungen des Menschen. Sie haben sich niedergeschlagen in den frühesten Zeugnissen der sogenannten Hochreligionen, den westlichen wie den östlichen, also im Christentum und im Islam, im Hinduismus und im Judentum. Gefastet wurde damals aus kultischen und aus gesundheitlichen Gründen. Der Fastende erlebte dabei, wie sich nach anfänglichen Stimmungsschwankungen Verstimmungen auflösten und er oft ein zuvor nicht gekanntes seelisches Wohlgefühl empfand. Zudem stellte sich bei Menschen mit entsprechender Begabung oft eine erstaunliche Aufgeschlossenheit für die Grundfragen des Lebens, ja geradezu religiöse Bedürfnisse ein. Gleichzeitig aber machte der Faster die beglückende Feststellung, daß nicht nur sein Gemütszustand und seine geistig-seelische Verfassung sich wohltuend änderten, sondern daß es ihm entgegen allen Erwartungen auch körperlich besser und besser ging.

Fasten – auch eine alte Heilmethode

Das führte – ebenfalls schon im Altertum – dazu, auch dann zu fasten oder fasten zu lassen, wenn es »nur« um die körperliche Gesundheit, das heißt um den Leib und nicht um die Seele ging.

Bis zum Ende des Ersten Weltkrieges wurde durch die Jahrhunderte hindurch Fasten von wissenden Ärzten und Laien als wirkungsvolle Therapie, als »Operation ohne Messer« oder als »Königsweg der Heilkunde« geradezu überschwenglich gepriesen.

Durchführung, Dauer und Begleitumstände solchen Fastens hingen dabei von dem jeweiligen Kenntnisstand, der Einsicht und der Überzeugungsfähigkeit des Fastenleiters ab.

Das Verdienst, Fasten mit dem größtmöglichen Nutzen ohne jede Gefährdung des Fastenden zu einer nunmehr anerkannten medizinischen Methode entwickelt zu haben, gebührt *Dr. Otto Buchinger.*

Sein Name wird daher im »Brockhaus« und im »Reallexikon der Medizin« als der des »Schöpfers und Lehrers der modernen, wissenschaftlich erforschten Heilfastentherapie« genannt.

Wie kam Dr. Buchinger zum Fasten?

Dr. *Buchinger* erkrankte im Kriegsjahr 1917 nach einer Mandelentzündung an schwerem akutem, dann in chronischen Zustand übergehenden Gelenkrheuma. Die Leber wurde dabei in Mitleidenschaft gezogen. Der damalige Sanitätsoffizier der kaiserlichen Marine mußte als Vollinvalide im März 1918, 40 Jahre alt, aus dem Dienst entlassen werden.

Eigene Fastenerfahrung

Schwer leidend und bewegungsbehindert war Dr. *Buchinger* die Führung einer 1919 gegründeten Arztpraxis nur unter größten Schwierigkeiten möglich. Da riet ihm ein Laie zu einer Fastenkur bei Dr. *Riedlin* in Freiburg. »Diese Kur von 19 Tagen rettete mir wahrscheinlich Existenz und Leben. Ich war schwach, mager, aber ich konnte wieder alle Gelenke bewegen«, schreibt Dr. *Buchinger* in seinen Lebenserinnerungen.

Noch beschwerte ihn sein chronisches Leberleiden mit häufigen Gallenkoliken. Ein weiteres Fasten von 28tägiger Dauer befreite ihn auch davon restlos.

Der ehemals chronisch schwerkranke Invalide war für immer geheilt, gesund und arbeitsfähig geworden (und blieb es bis zu seinem Tod im 89. Lebensjahr)!

Erlebnis und Ergebnis »dieser stärksten aller Kuren« bestimmte den weiteren ärztlichen Weg Dr. *Buchingers*.

1920 wurden die ersten Fastenpatienten aufgenommen. Mit zunehmenden Erfolgen wuchs die Zahl der Hilfe- und Heilsuchenden; die ins Fasten gesetzten Hoffnungen bestätigten alle Erwartungen.

Voraussetzungen für ein erfolgreiches Fasten

Grundsätzliche Bedingungen müssen allerdings – wie Dr. *Buchinger* von Anfang an erkannte – erfüllt sein:

Es muß selbst – wiederholte Male – gefastet haben, wer andere fasten lassen will, und

gefastet werden kann störungsfrei nur außerhalb der gewohnten Umgebung, in einer Fastenklinik oder einem entsprechenden Haus mit den notwendigen Einrichtungen und Erfahrungen.

Warum kein ambulantes Fasten zuhause?

Ambulantes Fasten ist aus Gründen ärztlicher Verantwortung nicht ratsam; Ausnahmen (kurzzeitiges Vorbeugefasten von Fastenerfahrenen und Gesunden) sprechen nicht gegen diese allgemeine Regel.

Begründungen:

Nichtessen schafft eine Ausnahmesituation, die feinfühliger, aber auch »reizbarer« machen kann.

Deswegen muß der Fastende abgeschirmt werden vor:
- Ärger und Aufregungen
- Spannungen und Auseinandersetzungen in Familie und Beruf

- Verständnislosigkeit und Unwissenheit der Umgebung
- Störungen des Ruhebedürfnisses
- Anfechtungen
- Überredungsversuchen
- Hausfrauen- und anderen Pflichten.

Der Fastende muß weiter geschützt werden
- vor Fehldeutung und Fehleinschätzung seiner eigenen Möglichkeiten und seines Zustandes,
- vor Ratlosigkeit und Unsicherheit bei Befindensstörung
- vor Stimmungsschwankungen, die zu vorzeitigem und unsachgemäßem Abbruch des Fastens führen können.

Der Fastende braucht – und nur Häuser mit Fastenerfahrungen können das auch wirklich bieten –
- eine ausgesprochene Fastenatmosphäre, die an sich schon ein Heilklima schafft
- Geborgenheit
- Sicherheit
- Abstand vom Alltag (oft allein schon notwendig, notwendend)
- verständnisvolle Zuwendung

Und vor allem den *erfahrenen Fastenarzt*,
- der nach den Befunden die Fastendauer individuell bestimmt,
- der eventuelle Krisen richtig einschätzen, auffangen und verhindern kann;
- der in jeder Phase des Fastenablaufes, unterstützt von fachkundigem ärztlichem Hilfspersonal und Schwestern, bis zum Fastenbrechen und dem sogenannten Aufbau medizinischen Beistand, wegweisende Beratung und die wichtige geistig-seelische Führung leisten kann.

Unverzichtbar sind ferner die sogenannten Hilfsmethoden (s. Seite 29!) die jede Fastenkur wirkungsvoll unterstützen.

Bis zum Jahre 1939 wurden auf der Grundlage dieser Erkenntnisse und Erfahrungen, an der Dr. *Buchinger* unbeirrbar in der Überzeugung festhielt, daß seine Auffassungen richtig waren, über 10 000 Fastenkuren ohne Zwischenfälle durchgeführt. Die Bettenzahl stieg zuletzt in Bad Pyrmont auf 190.

Fasten ist mehr als Gewichtsabnahme

Da nach Schätzungen der Lebensversicherer zwischen den beiden Weltkriegen lediglich 7–12% der Bevölkerung beziehungsweise 2% der Patienten der deutschen Krankenhäuser übergewichtig waren, ist der Schluß sicherlich nicht unzulässig, daß auch in der Klinik *Buchinger* in Pyrmont die Mehrzahl der Patienten normal oder sogar untergewichtig waren. Sie kamen zum Fasten, um gesund zu werden oder gesund zu bleiben; es kam ihnen also nicht auf eine Gewichtsreduktion an, sondern auf ein Heil- beziehungsweise Vorbeugefasten. Die Erinnerung an die im Vergleich zu heute eher »mageren« Jahre sollte nachdrücklich die eigentliche Bedeutung und den ursprünglichen Wert des Fastens zum Bewußtsein bringen. Trotzdem, wer heute bloß »abspecken« will, kommt auch in den Genuß des eigentlichen Heilwertes des Fastens.

Null-Diät

Weil Übergewicht – »vor 30 Jahren noch ein Fremdwort« (Prof. *Holtmeier*) – mit seinen Begleitkrankheiten und der damit verbundenen kürzeren Lebenserwartung einen hohen Prozentsatz aller Altersgruppen erfaßt hat und damit zu einem der großen Probleme der modernen Medizin geworden ist, wird seit zwei Jahrzehnten an den Universitätskliniken und Krankenhäusern strenges Fasten als »Null-Diät« praktiziert.

Dabei kam man nicht nur zu der Überzeugung, daß in puncto Gewichtsabnahme »mit null Kalorien die besten Erfolge verzeichnet werden«, sondern man hat dabei »auch mit Erstaunen gefunden«, daß bestimmte Befunde auf »völlig normale Werte zurückgingen«. (Prof. *Pfeiffer*, Ulm).

Fasten im Krankenhaus

In Krankenhäusern, unter nicht fastengerechten atmosphärischen Umfeldbedingungen, wurden allerdings auch ungünstige Erfahrungen gemacht; auch deshalb, weil man in Unkenntnis der umstimmenden Wirkung des Fastens nur die Behandlung des Übergewichtes im Auge hatte. Bezeichnend dafür ist der Bericht über eine Null-Diät von *Britta Graef*[1]:

»Ich bin zur Zeit gerade in einem Krankenhaus, um eine Null-Diät durchzuführen.

Ich wurde behandelt wie eine Kranke. Dabei war ich doch gesund und hätte Leute, Gespräche und Abwechslung gebraucht.

Tagaus, tagein alleine, mit alten kranken Menschen in einem Zimmer. Spätestens am Nachmittag hielt ich es nicht mehr aus – bloß raus, ziellos draußen rumrennen, Hauptsache, die Zeit vergeht.

In ein Café oder Gasthaus konnte ich mich auch nicht setzen. Erstens war die Versuchung, etwas zu essen oder zu trinken zu stark, und zweitens schmeckte mir nach ein paar Tagen kein Kaffee, kein Tee mehr, nicht einmal eine Zigarette. Und wieder allein rumsitzen wollte ich auch nicht.

Zu essen bekommt man nichts, nur zu trinken. Mineralwasser, Tee, Kaffee und eine schauderhafte Brühe mit Vitaminen und Mineralstoffen. Sie schmeckt nach Orange, Vanille oder Kaffee.

Nach 10 Tagen konnte ich die Flüssigkeit nicht mehr sehen, riechen, trinken, ohne zu würgen.

[1] Auszug aus *Martina Bick,* Warum sollen wir Dicken uns Dünne machen. frauen-aktuell 4729.

Verständnis dafür zeigten weder Ärzte noch Schwestern. »Es ist ja soooo einfach, wie kann man sich nur soooo benehmen? Bei Ihrem Gewicht muß das doch sein.«

Kein aufmunterndes Wort, kein helfendes Gespräch.

Von Gruppentherapie oder psychotherapeutischen Unterstützungen hat noch keiner gehört. Es ist ja nur eine Willensfrage!

Gymnastik und Massagen sind die einzigen Hilfen von seiten der Klinik. Den Rest muß man sich selbst ausdenken.

Daß man aber zu den körperlichen Pfunden auch noch seelische Pfunde mitbringt, daran denkt niemand. Die bleiben einem erhalten. Meiner Meinung nach ist das der Grund, daß die Rückfallquote so hoch ist.

Im übrigen gingen meine Haare aus, wurden fahl. Mein Gesicht bekam Pickel und ich wurde immer schlapper und depressiver. Nach zwei Wochen hatte sich mein Harnsäurespiegel im Blut mehr als verdoppelt und ich stand kurz vor dem Nierenversagen – zu wenig getrunken.

Jetzt bin ich wirklich Patient. Mit der Null-Diät mußte ich aufhören, bekomme jetzt Aufbaukost und Tabletten und muß ständig meine Harnwerte überwachen. Nach fast 3 Wochen Quälerei habe ich 5 kg abgenommen. Lohnt sich das?«

Nein, das lohnt sich nicht. Und aus diesem Grunde wurde die Methode entweder »nicht mehr angewandt« bzw. abgewandelt oder aber man erinnerte sich, daß die Nachteile der Null-Diät bei einem Fasten »à la Buchinger« vermieden werden bei »nahezu gleichwertigem Abmagerungseffekt«.

Die Methode des Buchinger-Heilfastens

Für ein Fasten nach Buchinger gilt zunächst und vor allem – um es seiner großen Wichtigkeit wegen nochmals hervorzuheben – Freiwilligkeit! Sie erleichtert nicht nur Anfang und Verlauf des Fastens, sie macht den zu leistenden Verzicht erst möglich. Ihre Auswirkungen lassen sich sogar organisch nachweisen. Diese Freiwilligkeit beeinflußt entscheidend die Stoffwechselvorgänge und Funktionsabläufe, was an den Labordaten ablesbar ist.

Fastengemeinschaft

Zur angstfreien positiven Einstellung trägt bei, durch Fastenerfahrene und Mitfaster aufgenommen und aufgefangen zu werden. Ein wichtiges Moment, das zu einem Gemeinschaftserlebnis führen kann und zur heiteren, gelösten Stimmung beiträgt. Durch den das Fasten leitenden Arzt werden Vertrauen und Zuversicht gestärkt und Bedenken, Zweifel und falsche Vorstellungen gemindert, die im weiteren Verlauf des Fastens immer gegenstandsloser werden.

Umstellung

Alltagshast und Streß, Klimaanpassung, Gewöhnung an ein neues Milieu, Erholung von den Reisestrapazen, Nahrungsstop, Verzicht auf Stimulantien und die gewohnten Genußmittel fordert in der Summation eine beträchtliche Anpassungsleistung vom Patienten. Daher sollte das Fasten mit zwei oder drei Übergangstagen eingeleitet werden, weil so die Umstellung vom Alltag auf den gänzlich anderen Rhythmus des Fastens erleichtert wird.

Gründliche Aufnahmeuntersuchung

Die Ergebnisse der ärztlichen Untersuchung, der Labor- und eventuell EKG-Befunde bestimmen Beginn, Durchführung und Dauer des Fastens.

Dauer des Fastens

Die Dauer des Fastens sollte ebenfalls von den Untersuchungsergebnissen und dem Behandlungsziel abhängig gemacht werden. Wirklicher oder nur vorgeschützter Zeitmangel zwingen gelegentlich zu Kompromissen.

Der Fastenpatient kann sicher sein, daß ein klinisches Fasten nur dann begonnen wird, wenn keine Gegenanzeige festzustellen und die medizinischen Voraussetzungen für einen Erfolg, wenigstens für eine Besserung gegeben sind. Die Einzelheiten der Behandlung und medizinischen Betreuung während des Fastens werden nach dem Befund individuell festgelegt; sie geben dem Patienten die Überzeugung, daß er keinem starren Fastenschema ausgeliefert ist.

Wenn auch jeder Fastentag Gewinn bringt, so kann doch nur eine ausreichend lange Fastendauer – wenigstens 21 Tage und eine entsprechend lange Nachfastenzeit (von mindestens 6 Tagen) – einen für Arzt und Patienten befriedigenden Erfolg bringen. Die Dauer des Fastens kann und sollte nicht von vordergründigen oder nebensächlichen Erwägungen abhängig gemacht werden; wenn ausreichend gründlich entschlackt, Krankheitszustände beeinflußt und entsprechende Gesundheit und Widerstandskraft zurückgewonnen werden sollen.

Mit anderen Worten: Die Zeit, die man hat oder zu haben glaubt und die Zeit, die der Körper braucht, um vom Fasten den größtmöglichen Nutzen zu haben, sollte nach Möglichkeit in Übereinstimmung gebracht und nicht willkürlich bestimmt und begrenzt werden.

Der Obsttag

Eingeleitet wird Fasten durch einen (oder auch zwei oder drei Obsttage), der bereits eine die Darmentleerung und Wasserausscheidung stark fördernde Wirkung hat; dadurch ist das Befinden möglicherweise – durch Kopfschmerzen – etwas beeinträchtigt. Magen-Darm- oder Gallenkranke erhalten Naturreis und Apfelkompott. Obst kann übrigens in beliebiger Menge gegessen werden.

Glaubertag

Zum Auftakt des ersten Fastentages werden in etwa ½ bis ¾ l warmem Wasser 40 g aufgelöstes Glaubersalz (Natriumsulfat, ein salinisches Abführmittel) getrunken. (Glaubersalzwässer sind u. a. die Quellen von Bertrich, Driburg und Mergentheim.)

Zwar nicht gerade wohlschmeckend, führt Glaubersalz aber schonend, gründlich und schnell ab. Eine rasche und möglichst vollständige Entleerung des Darmes ist deshalb so wichtig, weil davon das Wohlbefinden und vor allen Dingen ein rasches Abklingen des Hungergefühls abhängen. Der Hunger verschwindet auch deshalb, weil nun »umgeschaltet« wird auf die Verbrennung der – ja meist reichlich vorhandenen – Vorräte.

Darmpflege

Auf regelmäßige Darmpflege ist auch weiterhin größter Wert zu legen, werden doch während der ganzen Fastendauer verstärkt Rückstände in den Darm abgesondert. Die beständige Gallenproduktion, zusammen mit den Darmbakterien (normal ein Drittel der Stuhlmasse) bilden Kotmengen, die im allgemeinen im Fasten – weil die stuhlbildende Nahrungszufuhr fehlt – nicht

ohne einen Einlauf
oder gegebenenfalls ein Darmbad
oder eine erneute Glaubersalzgabe
oder ein anderes vom Arzt verordnetes Abführmittel
ausgeschieden werden können.

Eine unvollständige Ausscheidung von Stoffwechselrückständen aus dem Darm führt auch zu einer Art »Rückvergiftung«, einer spürbaren Beeinträchtigung der allgemeinen körperlichen und seelischen Verfassung im Fasten.

Die Fasten»mahlzeiten«

Die nun folgenden eigentlichen Fastentage spielen sich in einem zweckmäßigen Rahmen ab, der sich bewährt hat. Absichtlich zu den sonst üblichen Mahlzeiten gibt es:

frühmorgens
Kräutertee (abwechselnd verschiedene Sorten oder einen, der medikamentös wirken soll). Bei sehr niedrigem Puls und Blutdruck kann gelegentlich auch schwarzer Tee oder eine Tasse Bohnenkaffee als Medizin verordnet werden. Auch ein Teelöffel Honig zum Tee ist gestattet.

mittags
heiße Gemüsebrühe

nachmittags
Tee mit Honig

abends
Fruchtsaft

Kein Mangel an Spurenstoffen, Mineralien und Vitaminen

Die Gemüsebrühe ist eine Abkochung verschiedener Gemüse oder von Kartoffeln, ungesalzen oder mit etwas Meersalz oder Hefeextrakt gewürzt. Diese Abkochung und die Fruchtsäfte versorgen den fastenden Organismus vollständig mit den erforderlichen Vitaminen, Mineralien und Spurenstoffen. Dadurch wird jeder denkbare Mangel an lebenswichtigen Substanzen ausgeschlossen; das Befinden des Fasters ist den Umständen entsprechend erstaunlich gut.

Genügend trinken!

Bei bestimmten Krankheitszuständen (zum Beispiel bei extremem Übergewicht) kann die therapeutische Wirkung des Fastens dadurch intensiviert werden, daß man auf Säfte, Brühe und Honig verzichtet und sich allein auf Tee und Mineralwasser beschränkt. Die Flüssigkeitszufuhr – etwa 3 l pro Tag – ist allerdings unabdingbar, um eine genügend große Ausscheidung über Niere, Darm, Haut und Lunge zu gewährleisten. Fasten mit 750–840 Joule (180–200 Kalorien) täglich ist leichter und krisenfreier, reines Wasser- und Teefasten ist schwerer, aber wirkungsvoller.

Auch wenn der Faster Tee oder Mineralwasser nur trinkt, sollten Gemüsebrühe und Säfte nicht getrunken, sondern sozusagen »gegessen«, das heißt teelöffelweise zu sich genommen werden. Es ist auch nicht unwichtig, daß diese »Mahlzeiten« bewußt und in Ruhe zu den sonst üblichen Essenszeiten in Gemeinschaft mit anderen Fastern eingenommen werden. Der Faster *genießt* auch diese einfachen Mahlzeiten in der Gemeinschaft mit anderen.

Der Tagesablauf

Der *Vormittag* während eines Fastens kann ausgefüllt werden mit:

Arztvisiten
Sprechstunden
Massagen
Bädern
rhythmischer Gymnastik
Atem- und Wirbelsäulengymnastik
Autogenem Training.

Über die Mittagszeit liegt der Patient im Bett und bekommt von der Schwester die Leberpackung. Diese feuchtwarme Auflage unterstützt die

Tätigkeit der Leber, dieses gerade im Fasten besonders beanspruchten großen Entgiftungsorgans.

Eine Wärmflasche am Fußende ist des größeren Wärmebedürfnisses wegen erwünscht.

Die gute Durchblutung des Bauchraums und der Füße führt zu einem kurzen, aber tiefen und erholsamen Mittagsschlaf.

Auf dem *Nachmittagsprogramm* können stehen:

Bewegung in Form von
- Wandern
- Schwimmen
- Wassergymnastik
- Jazzgymnastik
- Ballspiele
- Tennis

Bastelkurse
Ernährungsberatung

Das *Abendprogramm* besteht aus:
ärztlichen Vorträgen (Dr. *Buchinger* nannte sie kollektive Sprechstunden).

Diese sollen dem Faster hilfreiche Erkenntnisse und Erfahrungen vermitteln. Darüber hinaus sollen sie bei ihm das Verständnis für dasjenige wecken, worauf es im Fasten und auch für die Zeit nach dem Fasten, für seine künftige Lebens- und Ernährungsweise, ankommt.

Weiter dienen der *Information* und *Unterhaltung*:

Gruppengespräche	Singabende
Filme	Meditationskurse
Konzerte	

Ab 22 Uhr – im Sommer ab 23 Uhr – sollte in der Fastenklinik die Nachtruhe eintreten.

Was spielt sich während des Fastens im Stoffwechsel ab?

Fastenverlauf

Der Körper braucht Kohlenhydrate, Eiweiß und Fett. Die Kohlenhydrate, also Zucker, bekommt der Körper aus dem im Blut kreisenden Zukker und aus den Vorräten der Leber. Dieser Vorrat ist jedoch nach 24 Stunden erschöpft. Danach wird der Zucker aus dem Abbau der im Blute kreisenden Stoffe, den Ablagerungen im Bindegewebe und den Gefäßen, aus alterndem und krankem Gewebe und eingeschmolzenen Eiweißschlacken gebildet. Verbrannt wird also, unter Schonung hochwertigen Eiweißes, das für den Auf- und Umbau benötigt wird, nur das minderwertige.

Dieses erstaunliche Unterscheidungsvermögen – die Vernunft des Körpers – steuert im Fasten selbsttätig in sinnvoller Weise die verschiedenen Stoffwechselabläufe. In bestimmter Reihenfolge und in einem gewissen Rhythmus scheidet der Körper auch die mit der Nahrung und Medikamenten aufgenommenen Gifte, insbesondere auch verschiedene Schwermetalle aus.

Eiweißfrage

Der Bedarf an Eiweiß geht bis in die 2. Fastenwoche von etwa 100 g auf 20–15 g täglich zurück; dieses Quantum genügt dem Organismus im Verlaufe des Fastens vollauf zur Bestreitung seines Eiweißbedarfes. Bei einem Körpergewicht von 70 kg hat man, neben Fett und Stärke, im Durchschnitt über 6 kg Körpereiweiß. 2,5 kg davon sind Reserveeiweiß, über das verfügt werden kann. Damit beantwortet sich die oft gestellte Frage nach angeblichen Schäden und Gefahren durch Eiweißverluste und Eiweißmangel im Fasten eindeutig.

»Der menschliche Organismus ist in der Lage, durch besondere Regulationsmechanismen einen vollständigen Nahrungsentzug für viele Wochen ohne Schädigung seiner Gesundheit zu überleben; der Eiweißabbau wird im Fasten auf ein Minimum gedrosselt, strenge Fastenkuren stellen ein ungefährliches und wirksamens Verfahren . . . dar« (Prof. *Ditschuneit*, Universitätsklinik Ulm). Und nach den Erfahrungen der II. Med. Univ.-Klinik Hamburg-Eppendorf ruft eine vollständige Nahrungsenthaltung, ohne Bettruhe, verbunden mit einer Übungsbehandlung, weder stärkere Kreislaufstörungen noch Anzeichen eines Eiweißmangels mit Ödembildung oder wesentliche Minderung der körperlichen Leistungsfähigkeit hervor und ist nicht mit einer chronischen Unter- oder Eiweißmangelernährung vergleichen.

In der medizinischen Fachzeitschrift »Praxiskurier« vom 7. April 1982 war folgendes zu diesem Thema zu lesen: »Bisher ging man davon aus, daß Verhungernde an Eiweißverlusten starben. Ein Eiweißmangel von 50% galt als Grenzwert, unterhalb dessen ein Weiterleben nicht möglich war. Die IRA-Häftlinge (in Irland), die im letzten Jahr nach durchschnittlich 61 Tagen ihrem Hungerstreik erlagen, hatten bis dahin jedoch nicht mehr als 30% ihres Eiweißes verbraucht. Der Tod trat zu dem Zeitpunkt ein, an dem das letzte Gramm ihres Körperfettes verbrannt war.«

Dieser bemerkenswerte Sachverhalt ist auf eine weitere Anpassungsleistung zurückzuführen, die sich etwa in der dritten Fastenwoche eingespielt hat:

Mit einer sich steigernden Fettverbrennung ersetzen energiereiche Verbindungen, vor allem sogenannte Ketonkörper, den Traubenzucker und tragen damit zu der geschilderten Zucker- bzw. Eiweißersparnis bei. Allein die Fettreserven eines Normalgewichtigen (70 kg/170 cm) machen 15 kg aus. Zwei Drittel davon entsprechen 390 600 Joule (93 000 Kalorien); hinzu kämen 12 000 verfügbare Joule (Kalorien) aus Eiweiß und Kohlenhydraten. Diese Reserve reicht für rund 40 Tage, ein Zeitraum, der merkwürdigerweise schon immer als Grenze galt, sowohl beim religiösen als auch beim medizinischen Fasten.

Inzwischen werden unter klinischen Bedingungen, vor allem bei extrem hohem Übergewicht, 150, sogar 250 Fastentage als ungefährlich angesehen. Ein so extrem langes Fasten wird in der *Buchinger*-Methode nicht als ratsam angesehen. Nur der im Fasten wirklich erfahrene Arzt kann unterscheiden, welche Grenzen dem einzelnen gesetzt (oder gezogen) sind.

Die dritte Fastenwoche

In der dritten Woche ist es nunmehr zu einem Stoffwechselgleichgewicht gekommen. Auch dieser Umstand begründet die Forderung nach einem mindestens dreiwöchigen Fasten. Im Zusammenhang mit diesem Gleichgewicht steht ein entsprechend gewachsenes Wohlbefinden (»Fasteneuphorie«). Es unterscheidet sich meist auffällig vom körperlichen und seelischen Zustand der ersten Fastentage.

Von diesen als normal zu bezeichnenden Fastenabläufen gibt es individuelle Abweichungen. Aber auch hier zeigen sich auffällige Gesetzmäßigkeiten, die das Befinden in unterschiedlicher Weise beeinflussen.

Die »rückläufige Krankengeschichte«

So gibt es eine Art Körpergedächtnis, das sich offenbar geradezu minutiös aller noch nicht ganz behobener »Betriebsstörungen« erinnert. So können alte Krankheitssymptome wieder auftreten, wenngleich auch nur andeutungsweise, abgeschwächt, weniger schmerzhaft und zeitlich verkürzt.

Dabei ist die exakte Reihenfolge bezeichnend, von etwaigen akuten Beschwerden bis hin zu weit zurückliegenden Krankheitszuständen.

Dr. *Buchinger* sprach von einer »rückläufigen Krankengeschichte«.

Häufig werden während des Fastens längst überwunden geglaubte oder vergessene Krankheiten, Organschäden oder Schwächen überhaupt erst aufgedeckt.

»Trächtige Gesundheit«

Dr. *Bircher-Benner*, der bedeutende Schweizer Arzt und Begründer einer medizinischen Ernährungslehre, sprach in diesem Zusammenhang von »trächtiger« Gesundheit. Er meinte damit, daß man mit einer Krankheit »schwanger« gehen könne, ohne es zu wissen und zu merken.

Keine andere Therapie macht diesen Sachverhalt so überzeugend deutlich wie das Fasten. Ob es sich dabei um alte oder im Fasten zum ersten Mal spürbar werdende Beschwerden handelt: Es wird auf die aktuelle körperliche Verfassung Einfluß genommen wie auch in der Vergangenheit nicht Ausgeheiltes korrigiert. Sicher ist, daß der »Scheingesunde« durch seine freiwillige Vorwegnahme eine Art Abzahlung aufgelaufener Krankheitsschuld in Raten leistet. Damit wird einer Krankheit vorgebeugt, der man sonst früher oder später, dann möglicherweise unter schwierigeren Bedingungen und unfreiwilligem größerem Zeitaufwand, zum Opfer fiele.

Fastenkrisen

Die Störungen, mit denen man unter den vergleichsweise viel leichteren Bedingungen des Fastens unter Umständen rechnen muß, wären:

- vorübergehende Unpäßlichkeiten
  (die mit dem verstärkten Abbau und der Ausschwemmung der Stoffwechselschlacken oder »Ermüdungsgifte« zusammenhängen)
- harmloses Schwindelgefühl
  (durch gelegentlich verminderte Blutförderung oder Blutverteilung) der man sich auf einfachste Weise durch langsamere Bewegungen, allmähliches Aufrichten aus dem Liegen und Sitzen anpaßt
- kalte Hände oder Füße
  (erklären sich durch örtliche unwesentliche, leicht zu behebende Durchblutungsstörungen)
- Schlafstörungen
  (Einschlafen, Durchschlafen, Tiefschlafen).

Auch hier helfen gegebenenfalls natürliche Mittel noch immer am besten, wie zum Beispiel Kneippstrümpfe oder ein leichtes pflanzliches Schlafmittel. Vor allem aber sollten die Hinweise in den Kapiteln »Fernsehen im Fasten« und »Bewegung im Fasten« beachtet werden!

- Aufflackernde und meist rasch wieder abklingende Hautveränderungen (Haut als wichtiges Ausscheidungsorgan im Fasten)
- Gedächtnisschwäche bzw. Vergeßlichkeit (Auch hier im Sinne von »Entschlackung«: Entlastung von Unwesentlichem, Ärgerlichem oder Quälendem, was sonst das Denken beschäftigt oder belastet und nunmehr Raum läßt für gute Gedanken und Vorstellungen.)

Das Befinden im Fasten

Wenn insoweit gelegentlich von »Krisen« gesprochen wird, dann meist von *Heil*krisen, die im allgemeinen leichter als befürchtet ablaufen. Sie unterbrechen nur kurze Zeit den sonst vorherrschenden Zustand des Wohlbefindens, der gekennzeichnet ist durch:

- gute körperliche Leistungsfähigkeit (die sich oft schon in der ersten Fastenwoche spürbar bessert)
- geschärfte Sinneswahrnehmung
- seelische Aufgeschlossenheit
- gehobenere Bewußtseinszustände
- Meditationsbereitschaft und -fähigkeit.

Wer – bei oft nur vorgeschützten privaten oder geschäftlichen Abhaltungen – versucht, mit der Zeit zu geizen, die Natur zu überlisten und das Verfahren kurzsichtig abzukürzen, täuscht sich und andere.

Die Zeit, die der fastende Organismus braucht
- für dieses »Aufarbeiten« von Rückständen
- für das »Großreinemachen«
- für die Entgiftung, Entfettung, Entwässerung
- für die Entlastung der Gelenke, des Kreislaufes, der Gewebe

kann nicht willkürlich festgelegt werden, sondern muß dem »inneren« (dem archäus des *Paracelsus*, das heißt: dem jedem Lebewesen innewohnenden organisierenden Prinzip) und dem behandelnden Arzt überlassen bleiben.

Kurzfasten

- bedeutet kurzfristiger Nutzen
- bedeutet nur die meist schwierigeren ersten Tage auf sich zu nehmen
- bedeutet die eigentliche Wohltat des Fastens nicht oder nur annähernd zu erfahren und zu erleben, und
- bedeutet vor allem, daß es dann zu einer Art »Rückvergiftung« kommen kann, wenn der eingeleitete, verstärkte Ausscheidungs- und Entgiftungsprozeß vorzeitig, das heißt zur Unzeit abgebrochen wird. Deswegen ist es auch meist richtig, trotz einer sogenannten Fastenkrise weiter zu fasten.

Langes Fasten, auch über drei Wochen hinaus, wie es der Arzt jeweils für erforderlich und angemessen hält, garantiert das bestmögliche Ergebnis und den langanhaltenden Erfolg.

Ob jedoch kürzer oder länger gefastet wird:
In der jeweils aufgewendeten Zeit erreicht man in allen Fällen, in denen das Fasten angezeigt ist, mehr als mit jeder anderen therapeutischen Maßnahme.

Der Fastenarzt *Zabel* sagte, es gebe »kaum ein anderes Heilverfahren, mit dem so tiefgreifende Wandlungen für Kranke zu bewirken sind«.

Was schadet im Fasten?

Zu diesem Kapitel sei in einem abgewandelten Sinn aus *Goethes* »Faust« zitiert:

»Das Erste steht uns frei,
beim Zweiten sind wir Knecht.«

Fasten und Genußmittel

Das Erste, der Entschluß zum Fasten, steht uns frei, beim Zweiten, bei den Konsequenzen in der Durchführung, sind wir »Knechte«.

Mit anderen Worten:

wer Fasten sagt, muß auch Verzicht während des Fastens sagen, ein entschiedenes Nein
zum Essen
Rauchen
Alkohol.

Von diesen Regeln kann es keine Befreiung geben; sie dürfen auch nicht verharmlost werden.

Das Heilfasten Dr. *Buchingers* wäre längst vergessen –, so wie zahlreiche andere Diät- oder Heilmethoden vergessen wurden – wenn an seiner Durchführung beliebige Abstriche und Änderungen vorgenommen worden wären.

Striktes Einhalten des Eßverbotes

Obwohl es selbstverständlich erscheint, im Fasten nicht zu essen, sei der Wichtigkeit wegen nochmals betont:

- einer vorübergehenden Anfechtung, etwa einer Anwandlung von Appetit,
- einem Sich-selbst-Einreden (»ein bißchen kann ja nicht schaden«)
- einer leichtfertigen Überredung von anderer Seite

darf auf keinen Fall nachgegeben werden!

Jeder, auch der kleinste Bissen, muß verdaut werden, das heißt, der auf Fasten eingestellte Stoffwechsel wird wieder zu einer Rückumstellung gezwungen, die um Tage zurückwerfen kann. Krisen oder noch unangenehmere Folgen (z. B. Koliken) können ausgelöst werden; vor allem können sich Hungergefühle einstellen, die seit dem ersten Fastentag bei leerem Magen nicht mehr auftraten.

Kleine Portionen regen die Eßlust an, ohne sie zu befriedigen. Deshalb ist Fasten soviel einfacher als alle anderen Reduktionsdiäten, die fast ständig von mehr oder weniger Hunger begleitet werden und an denen auch Abnahmewillige so oft scheitern.

Rauchen und Fasten

Ebenso unvereinbar wie Essen und Fasten ist Rauchen und Fasten. Rauchen ist bekanntlich ein schwerwiegender Risikofaktor; er ist es auch im Fasten.

Schon durch wenige Züge aus einer Zigarette ziehen sich die Haargefäße (Kapillaren) korkenzieherförmig zusammen. Das Blut fließt langsamer. Teilweise kommt es zu Stauungen im Netz der feinsten Äderchen, die immerhin ¾ der gesamten Oberfläche der Blutwege (von ca. 6200 qm, beinahe die Größe eines Fußballplatzes) ausmachen. Störungen in diesem System klingen nach dem Genuß nur einer Zigarette erst nach etwa einer Stunde wieder ab. Alle Organe, alle Funktionen hängen von der guten Durchblutung ab. Sie müssen vor zusätzlicher Belastung, vor weiteren Giften wie Teer und Schwermetallen, die mit dem Rauch eingeatmet werden, geschützt werden.

Rauchen belastet den Raucher und die Umwelt mit Blei und Cadmium mehr als die Luftverunreinigung einer Großstadt.

Nikotin ist nachweislich an den Herz-Kreislauferkrankungen beteiligt, die an erster Stelle in den Krankheits- und Todesstatistiken stehen.

Das Bundesgesundheitsministerium schätzt, daß jährlich bei uns 140 000 Menschen vorzeitig sterben, nur weil sie rauchen. Dazu kommen noch etwa 100 000 Frühinvalide. Raucher von mehr als 20 Zigaretten täglich verkürzen ihr Leben um rund 12 Jahre.

40% aller Krebserkrankungen wären durch Nichtrauchen vermeidbar. Lungenkrebs – zu 90% durch Rauchen verursacht – erreichte mit 27 000 Todesfällen im Jahre 1981 einen neuen Rekord.

Die britische Ärztegesellschaft bezeichnete die Zigarette als »Massenmörder«, und die Weltgesundheitsorganisation stellte fest:

»Durch keine andere Einzelmaßnahme könnten mehr Menschenleben gerettet und mehr Krankheiten verhütet werden als durch eine deutliche Senkung des Zigarettenkonsums.«

Besser müßte es heißen: durch Nichtrauchen!

Denn alle Mäßigkeitsappelle haben sich längst als völlig wirkungslos erwiesen.

Gerade im Fasten sich das Rauchen abgewöhnen!

Schon deshalb sollte der Entschluß, mit dem Rauchen sofort aufzuhören, während eines Fastens in die Tat umgesetzt werden. Beschwerden durch den Nikotinentzug werden jetzt am leichtesten überwunden, unterstützt durch psychologische Hilfe und den ärztlichen Beistand. Viele passionierte Raucher verdanken dem Fasten die Befreiung von ihrer das Leben zerstörenden Sucht.

Nimmt ein Nicht(mehr)raucher vorübergehend an Gewicht zu, wäre das nur ein kleiner Nachteil:

»Immerhin liegt die Sterberate idealgewichtiger Raucher erheblich über der von Nichtrauchern mit mehr als 30% Übergewicht! Im Vergleich zum Rauchen bringt das Übergewicht somit ein kleineres Risiko für die Lebenserwartung mit sich« (Medizinische Klinik der Universität Düsseldorf).

Alkohol und Fasten

Auch der vollständige Verzicht auf Alkohol während des Fastens ist geboten.

Die heutigen Trinksitten führen mit großer Sicherheit zu gesundheitlichen Schäden. Vor allem bei Gewohnheitstrinkern können krankhafte Veränderungen an inneren Organen – Herz, Leber, Magen, Darm – gefunden werden. Damit sind die nachteiligen Folgen regelmäßigen Alkoholgenusses nur angedeutet. Sie können durch Fasten behoben oder schon bei einer ersten Kur wesentlich gebessert werden.

Kein Schluck Alkohol!

Das setzt jedoch strikte Enthaltsamkeit voraus. Jedes Glas Wein gefährdet den erhofften Erfolg oder macht ihn ganz zunichte.

Alkohol im Fasten ist besonders schädlich für die Leber. Alkohol gelangt bereits durch die Schleimhaut des Mundes, der Speiseröhre, des Magens – vor allem wenn er leer ist – direkt ins Blut.

Schon mit dem ersten Schluck beeinträchtigt der Alkohol alle Stoffwechselvorgänge;
erschwert er jede Organtätigkeit
schädigt er empfindlich den Magen
lockt er die Magensäfte und löst damit auch Hungergefühle aus.
Alkohol räubert die Vitaminreserven
lähmt das Zusammenspiel zwischen wichtigen Gehirnfunktionen
setzt alle Sinnesleistungen meßbar herab.

Die Alkoholverträglichkeit ist zwar individuell unterschiedlich, die Gesundheit wird jedoch – ob mehr oder weniger – *immer* in Mitleidenschaft gezogen.

Alkohol: Gift für die Leber!

Die Leber, das wichtigste Stoffwechselorgan, beginnt sofort mit der Verbrennung des Alkohols. Ein sich dabei bildendes Abbauprodukt (die Chemiker nennen es Azetaldehyd) ist ein »schweres direktes Lebergift«, das im Fasten »verstärkt und beschleunigt wirkt«.

Alkohol schadet weniger, wenn normal und vollwertig gegessen wird. Ganz anders ist jedoch die Lage im Fasten. Dann kann der Körper durch Alkoholgenuß »bereits nach kürzerer Zeit erheblich geschädigt werden«.

Die Auf-, Umbau- und Entgiftungsarbeit der Leber, die »im Mittelpunkt des Fastenstoffwechsels steht«, wird vollständig blockiert, wenn Alkohol getrunken wurde. Dieser erzwingt eine Vorzugsverbrennung, so daß es »zum Aufstau anderer zu verstoffwechselnder Substanzen, z. B. der Fettsäuren, kommt«.

Da die Leber in der Stunde nicht mehr als ca. 7 g Alkohol unschädlich machen kann, ist sie mit 20 g Alkohol, die beispielsweise in ¼ l Wein enthalten sind, gut 3 Stunden ausgelastet. Je mehr Alkohol getrunken wird, desto länger dauert dieser Prozeß, und währenddessen steigt der Alkoholgehalt im Blute an.

Auch nachdem der Alkohol verbrannt und ausgeschieden worden ist, hält seine schädliche Wirkung noch an. Die Zellen, die durch den Alkohol gelähmt waren, brauchen längere Zeit, um sich zu erholen und wieder voll leistungsfähig zu sein.

Selbstverantwortung

Zusammenfassung

Die Verantwortung für unsere Gesundheit läßt sich nicht auf den Staat und die Ärzte allein übertragen. Wenn die individuelle Verantwortung für das Leiden abnimmt, verschwinden auch wesentliche Kräfte zur Heilung einer Krankheit, meint Prof. *Petersen* von der Medizinischen Hochschule Hannover und wandte sich entschieden gegen die »geheime Sehnsucht nach einer Medizin ohne jede eigene Anstrengung«.

Hier, bei der Beachtung dieser drei unerläßlichen Fastenregeln und einem Mindestmaß an Selbstdisziplin, ließe sich eine Einstellung beweisen, die allgemein dringend geboten und notwendig wäre und vor allem uns selber zugute kommen würde. Das Schlagwort »Selbstverantwortung« würde jetzt einen Sinn bekommen, würde dann erst seinen praktischen Wert haben.

Die das Fasten unterstützenden Hilfsmethoden

»Für mich steht Weite, Breite und Tiefe der Wirkung des Heilfastens an erster Stelle und außerhalb jeder Diskussion, so daß alle begleitenden Maßnahmen nur Hilfsmethoden genannt werden dürfen.

Aber ohne ihre Hilfsmethoden halte ich die Fastenkur für eine halbe Kur. Fehlschläge sind bei richtiger Indikationsstellung auf den Mangel an Stütz- und Hilfsmethoden zurückzuführen« (Dr. *Buchinger*).

Fasten und Medikamente

Bei allen ärztlichen Verordnungen und medizinischen Anwendungen ist die im Fasten veränderte Reaktionslage ein maßgebender Faktor, den der Arzt unbedingt beachten muß. Der Körper des Fastenden ist sensibler, feinfühliger, durchlässiger geworden. Er antwortet auf jeden Reiz, jeden Impuls von außen, insbesondere auf jede Gift- und Arzneigabe stärker als gewöhnlich.

»Die größere Arzneiempfindlichkeit im Fasten macht es leichter, die Minimaldosis der wirksamen Substanz zu ermitteln, die eben noch den gewünschten Effekt auszulösen vermag.« (Dr. *Fahrner*).

»Die Kunst des Arztes besteht nicht nur darin, die notwendigen Mittel anzuwenden, sondern ebenso darin, entbehrliche Arzneimittelbehandlung zu unterlassen.« (Prof. *Hoff*).

Der fastenerfahrene Arzt unterläßt nicht nur entbehrliche Arzneimittelbehandlung, er beläßt selbstverständlich auch solange bereits verordnete oder gewohnte Medikamente, bis darauf verzichtet werden kann – wenn nicht die im Fasten veränderte Reaktions- und Stoffwechsellage in bestimmten Fällen dazu zwingt, ein Mittel sofort abzusetzen, oder es durch ein anderes zu ersetzen, das jeweils angezeigt erscheint.

Allopathie, Homöopathie oder Naturheilmittel?

Angezeigt kann sowohl ein allopathisches, also ein herkömmliches Mittel der Schulmedizin, oder ein homöopathisches, oder eines aus dem Bereich der Naturheilkunde sein. Der erfahrene Arzt wird sich bei der Wahl des Arzneimittels, ob allopathisch oder homöopathisch, jeweils für das dem Patienten angemessene Medikament entscheiden. Da der Körper im Fasten »sensibler« geworden ist für jeden Reiz, ist er es also auch für den homöopathischen Feinreiz, dem insofern, wenn irgend vertretbar, der Vorzug gegeben werden sollte.

Die Homöopathie *Samuel Hahnemanns* ist giftfrei und ohne schädliche Nebenwirkungen. Homöopathische Mittel gehören im Fasten zu der angemessenen und wirkungsvollen Arzneiverordnung. Von der Regel abweichende Fastenverläufe und bestimmte Krankheitsbilder sprechen auf das richtig gewählte homöopathische Mittel gut an. So gut, »daß in Fällen, in denen sonst vielleicht das Fasten abgebrochen werden müßte, eine Fortführung noch möglich ist« (Dr. *Buchinger*).

»Der größte Dienst, den die Homöopathie während des Fastens leistet, ist aber nicht die Heilung eines Falles, den etwa das Fasten nicht heilte. Den größten Nutzen stiftet die Homöopathie bei der ›Steuerung‹ des Fastens selbst.« (Dr. *Buchinger*).

»Rödern«

In den Dienst solch einer sinnvollen Steuerung und damit eines störungsfreien Fastenablaufes stellt sich auch eine andere »Reiztherapie«, das sogenannte Rödern (so nach dem Wuppertaler Arzt Dr. *Roeder* genannt).

Hierbei handelt es sich um das Absaugen der Gaumenmandeln (der Ausscheidungsorgane für die Gewebeflüssigkeit Lymphe) und damit um die Entfernung von Belägen oder Pfröpfen (die, wie Herde an den Zähnen, gefährlich »streuen« können), und um
die Massage der Rachenmandeln und der unteren Nasenschleimhäute mittels einer wattierten Sonde.

Dadurch kommt es zu einer Anregung
der Hypophyse (des Hirnanhangs, eines wichtigen, etwa bohnengroßen Organs, das alle hormonellen Prozesse beeinflußt und steuert)
und wahrscheinlich auch
des Zwischenhirns (des Zentrums des selbständigen, vom Willen unabhängigen Nervensystems). Stoffwechsel, Atmung, Kreislauf, Wasserhaushalt, Wärmeregulation, Wach- und Schlafrhythmus hängen hiervon ab.

Die Einwirkung auf diese Funktionen durch das Rödern hielt Dr. *Buchinger* für unentbehrlich; er konnte hier auf jahrzehntelange Erfahrung hinweisen:

»Fasten bei nicht ›geröderten‹ Patienten verlief deutlich (und oft erheblich) schwerer.«

Massagen, Packungen und Wasseranwendungen

»Gröbere«, aber hilfreiche und zweckdienliche Impulse gehen aus von den verschiedenen Spezialmassagen und der Hydrotherapie, der Wasseranwendung in ihren verschiedenen Formen.

Eine im Fasten besonders erwünschte Wirkung der Massage ist die verstärkte Durchblutung nicht nur der Haut, sondern gleichzeitig auch die des Bindegewebes und der Muskulatur.
Dadurch wird der Kreislauf entlastet
der Stoffwechsel spürbar belebt
und vor allem die Ausscheidung nachweisbar gefördert.

Zwischen Beschaffenheit, Durchblutung, Aussehen und Anfühlen der Haut und der Beschaffenheit, Durchblutung und Leistungsfähigkeit der inneren Organe besteht ein enger Zusammenhang, eine unmittelbare Wechselbeziehung.

Ein erkranktes oder geschwächtes Organ beeinflußt bestimmte typische Hautregionen, deren Spannungszustand sich verändert, so daß diese empfindlicher und ausgesprochen schmerzhaft werden können.

Umgekehrt kann mit Hilfe von Spezialmassagen über die Haut gezielt auf einen »Störbereich« eingewirkt werden. Hier hat die manuelle Therapie wirkungsvolle Möglichkeiten der Einwirkung und gehört damit auch zu den Hilfsmethoden des Fastens.

Durch Reize auf die Organe über die Haut wirken auch die Wasseranwendungen.

Allein schon durch den Kälte- oder Wärmereiz werden die Haut wie gleichzeitig auch tiefere Gewebeschichten und Organe besser durchblutet.

Alle Möglichkeiten der Hydrotherapie über Kneipp-Abwaschungen, Packungen, Wickel, Güsse bis zu den medizinischen Bädern können in individuell dosierter Abstufung genutzt werden. Sie sind auch im Fasten verträglich und unterstützen die therapeutische Wirkung nachhaltig.

Nicht nur bei der Anwendung dieser physikalischen Behandlungsmethoden, zu denen auch Luft- und Lichtbäder gehören, muß auf eine biologische Grundregel aufmerksam gemacht werden: Schwache Reize fördern ein biologisches Geschehen, starke hemmen es, überstarke führen zur Lähmung bzw. zur Schädigung.

Sonnenbäder

Dieses sogenannte *Arndt-Schulz*-Gesetz gilt ganz besonders für die verständlicherweise auch im Fasten beliebten Licht- bzw. Sonnenbäder.

Aber die Vorstellung »je mehr Sonne, desto gesünder« ist falsch. Zu Übertreibungen verleitet vornehmlich das herrschende Schönheitsideal, nämlich braun zu sein.

Die Sonne ist zwar bei richtiger Dosierung ein Heilmittel, zum Beispiel bei Rachitis, Knochen- und Gelenktuberkulose (Krankheiten, die heute nicht mehr häufig vorkommen).

Aber nur ein begrenztes Maß des eingestrahlten sogenannten UV-Spek-

trums (des ultravioletten Anteils) kann im Fasten ärztlich als günstig angesehen und verantwortet werden. Wird das Maß überschritten, kommt es – wie häufig – zu Sofort- und Spätschäden:
zunächst als Abwehrreaktion über Pigmentierung zu Sonnenbrand leichten oder schweren Grades
örtlichen und allgemeinen Reizerscheinungen
Schlaflosigkeit und nervösen Krisen,
die im Fasten wirklich nicht heraufbeschworen werden sollten.

Zu den Spätschäden der langdauernden, wiederholten Einwirkung des Sonnenlichts zählen:
vorzeitige Alterung der Haut mit Trockenheit,
stärkere Verhornung und Elastizitätsverlust (die zu Hautkrebs führen kann)
Abnahme der roten Blutkörperchen.

Auch wenn man an intensive und lange Sonnenbäder gewöhnt ist und sich keine akuten Reaktionen zeigen, können Spätschäden und Nachteile auftreten.

Zu bedenken ist ferner, daß im Schatten und unter dem Sonnenschirm noch 50% der UV-Strahlen den ungeschützten Körper treffen. Bekanntlich ist die reflektierende Wirkung der Sonne am stärksten am Strand, auf dem Wasser, im Schnee und insbesondere im Hochgebirge.

Atmung

Der Atmung – als der lebenswichtigsten Funktion – ist im Fasten größte Beachtung zu schenken.

Falsche Atemgewohnheiten und Atembewegungen, Fehlhaltungen und Atemhindernisse erschweren und beeinträchtigen den ununterbrochen notwendigen Gasaustausch in der Lunge. Hier soll zunächst darauf hingewiesen werden, daß die volkstümliche Vorstellung, es komme im wesentlichen darauf an, tief ein- und auszuatmen, auf Unkenntnis beruht. Wird mehr Luft »geholt« als der Körper braucht, verschlechtern sich die Bedingungen, unter denen sich Sauerstoff und Kohlendioxyd in der Lunge austauschen.

Ebenso schädlich ist angestrengte Ausatmung. Durch sie entsteht dann ein Überdruck, der die Blutzufuhr in den Gefäßen der Lunge drosselt und neben weiteren Nachteilen den Kreislauf belastet.

Die Atmung läuft naturgesetzlich, vom ersten Schrei bis zum letzten Seufzer, selbsttätig ab. Auf jede körperliche Bewegung und den jeweiligen seelischen Zustand reagiert die Atmung unmittelbar.

Atemgymnastik

Geübt werden muß also nicht der Atem, sondern
- der Atemapparat
- die an der Atembewegung beteiligte Muskulatur
- die Beweglichkeit von Brustkorb, Rumpf und Zwerchfell
- die richtige Körperhaltung.

Wer mehr Sauerstoff braucht oder haben will, der muß für die natürlichen Bedingungen sorgen, durch die sich von selbst die Atmung vertieft und beschleunigt, das heißt, er muß seine Muskeln entweder bewegen, dehnen oder strecken.

Die gedehnte bzw. bewegte Muskulatur löst Impulse aus, die das Atemzentrum zu entsprechenden Reaktionen veranlassen.

Das wird mit den sogenannten Dehnlagen und Dehnhaltungen in der als Organgymnastik bezeichneten Atemtherapie erreicht. Diese ist vergleichbar mit bestimmten Stellungen des Yoga.

Atemhindernisse werden dadurch abgebaut, Fehlhaltungen verhindert.

Richtiger als *es* atmet, können wir willentlich nicht atmen!

»Deshalb ist Atemdrill Atemsünde.

Hier scheiden sich die Wege der Atemgymnastik. Es gibt zwei Möglichkeiten: nach der einen ist Atemgymnastik die Gymnastik, die der Atem mit dem Menschen treibt, nach der anderen die, die der Mensch mit dem Atem treibt. Erstere führt zur Erfüllung des Leibes durch den vollströmenden Atem, letztere zur Technik bestimmter Lufthol-Modifikationen.

Ein voller Atemzug wird nicht technisch, vom Leibe her verwirklicht. Er ergibt sich im Gegenteil geradezu dann, wenn der Leib ihm gegenüber das Höchstmaß an Nachgiebigkeit aufbringt« *(Herbert Fritsche)*.

Aber auch die beste Atemtherapie kann körperliche Bewegung an der frischen Luft nicht ersetzen. Nur durch Bewegung wird eine lebhaftere Atmung und damit über eine längere Zeitspanne eine bessere Sauerstoffversorgung erreicht.

Körperliche Bewegung: eine aktive Hilfsmethode!

Deshalb ist Bewegung nicht nur eine die Fastenwirkung unterstützende Begleitmaßnahme; sie ist eine aktive Hilfsmethode!

> Bewegung hat die stärkste Wirkung überhaupt auf Atmung, Kreislauf und Stoffwechsel; sie entscheidet damit über den Erfolg des Fastens schlechthin.

Das Fasten schränkt die körperliche Leistungsfähigkeit nicht ein. Um während des Fastens auch leistungsfähig zu bleiben, kann auf körperliche Bewegung nicht verzichtet werden. Schon nach kurzer Zeit fallen Anstrengungen und Bewegungen im Fasten leichter, wachsen Ausdauer und Bewegungsfreude. Diese Eindrücke und Empfindungen des Fasters stimmen überein mit nachweisbaren Meßergebnissen (z. B. durch Fahrradergometer und EKG).

Schonung der Kräfte im Fasten spart keine Kraft. Im Gegenteil büßen wir sie in dem Maße ein, indem wir zur Untätigkeit gezwungen werden oder freiwillig auf Bewegung verzichten. Eine alte biologische Grundregel sagt: Beschaffenheit und Leistungsfähigkeit und damit die Gesundheit eines Organs werden wesentlich davon bestimmt, wie und in welchem Umfang es beansprucht wird.

Nachteile des Bewegungsmangels

Wer seine Muskulatur nicht täglich ausreichend gebraucht und übt, wer ständig nur etwa ¼ seiner Muskelkräfte und nur die Hälfte der Fähigkeiten seines Kreislaufs beansprucht, bewegt sich zu wenig. Die Nachteile sind erheblich. Bei chronischem Bewegungsmangel kommt es zur Verkümmerung der Muskulatur und zu Funktionseinbußen, zur Herabsetzung der Leistungsfähigkeit und Belastbarkeit. Wie schnell das geht, zeigt ein eingegipster Muskel: innerhalb von 8 Tagen verliert er 30% seiner Kraft.

Die Bewegung darf nicht so gering gehalten werden, daß gerade noch Muskelschwund vermieden wird. Grundsätzlich müssen die Organe sehr hoch belastet werden, um die Leistung der Körperfunktionen zu erhalten bzw. zu steigern.

Von der Entwicklung und seinem Bauplan her ist der Mensch zum vollen Einsatz seiner Bewegungsmöglichkeiten bestimmt. Heute werden 99% der erforderlichen Arbeitsenergie von Maschinen aufgebracht, nur 1% stammt noch aus menschlicher Muskelkraft. Kleine Spaziergänge, ein Schaufensterbummel, die übliche Hausarbeit gleichen stundenlanges Sitzen im Auto, am Arbeitsplatz, vor dem Fernseher nicht aus. Im Fasten wären sie sogar gänzlich ungenügend.

Auch das Herz ist ein Muskel und will bewegt werden

Vor allem das Herz wird durch den Bewegungsmangel in Mitleidenschaft gezogen. Im selben Maße, wie die Muskulatur der Arme und Beine verkümmert, schlechter durchblutet und dadurch unzureichend mit Sauerstoff versorgt wird, leidet das immer kleiner und kraftloser werdende Herz unter diesen Nachteilen. Wie die untrainierte Muskulatur, so verkümmert auch der Herzmuskel.

Der Rhythmus seiner Zusammenziehung und Ausdehnung wird unregelmäßig. Die Kranzgefäße verengen sich, die Durchblutung des ganzen Herzens wird unzureichend. Dadurch wird der Sauerstoffhunger immer größer, jedoch das Angebot an Sauerstoff immer kleiner. Hinzu kommt noch, daß beim Untrainierten auch das Vermögen, den Sauerstoff des Blutes zu binden, eingeschränkt ist, so daß sogar der Sauerstoffgehalt der Atemluft nicht mehr richtig ausgenutzt werden kann. Die Arbeit des Herzens wird zusätzlich erschwert, wenn die Blutförderung nicht durch Muskel- und ausreichende Zwerchfellbewegung unterstützt wird.

Für den unaufhaltsamen Anstieg der Herz- und Kreislaufkrankheiten macht man heute neben dem Zigarettenrauchen, den hohen Blutfettwerten und dem hohen Blutdruck auch den Bewegungsmangel verantwortlich. Bewegung und Fasten gleichen das Mißverhältnis zwischen Bewegungsmangel einerseits und Überernährung andererseits in idealer Weise aus: Was zuviel gegessen worden ist, wird im Fasten *ver*braucht. Die brachliegenden Bewegungsreserven werden *ge*braucht und weiter entwickelt.

Überernährung + Bewegungsmangel = Übergewicht

Überernährung und Bewegungsmangel führen zu Übergewicht. Wer mehr ißt als der Körper für die Aufrechterhaltung seiner Funktionen braucht, und keine körperliche Bewegung leistet, bildet mit dem Überschuß Fett.

Das sind Gesetzmäßigkeiten, die eigentlich nicht weiter erklärt oder begründet werden müssen. Die Annahme, man sei zu Übergewicht durch Vererbung, Stoffwechsel- oder Drüsenstörung verurteilt, ist bis auf wenige Ausnahmefälle nicht haltbar.

Man hat bei zahlreichen Untersuchungen Fettsüchtiger festgestellt, daß Übergewicht nicht durch Störung der Drüsen mit innerer Absonderung verursacht oder mitverursacht werden.

Fettsucht und Drüsenstörungen

Umgekehrt jedoch hat die Fettsucht Rückwirkungen auf verschiedene Drüsen. Genaue Untersuchungen haben weiter gezeigt, daß Fettsüchtige

Fette, Kohlenhydrate und Eiweiß normal verwerten und sie nicht besser nützen als Normalgewichtige. Es gibt also keine »guten Futterverwerter«, nur wird dadurch Energie gespart und damit nur insofern besser verwertet, daß das Fettgewebe gut isoliert und die Wärmeabgabe beeinträchtigt wird. Der Normalgewichtige, der kein oder nur ein geringes isolierendes Fettgewebe hat, gibt ständig Wärme ab, die er durch eine entsprechend lebhaftere Verbrennung immer wieder ersetzen muß. Die Körpertemperatur muß ja auf 36,8 Grad Celsius erhalten werden.

Wann spricht man von Übergewicht?

Als Übergewicht gelten 10–20% über dem sogenannten Sollgewicht; um eine Fettsucht handelt es sich dann, wenn das Sollgewicht um mehr als 20% überschritten wird.

Körperlänge in Zentimetern minus 100 ist das Sollgewicht in kg; nach einer anderen Formel, bei der der Konstitutionstyp mit berücksichtigt wird, gilt:

Körperlänge mal mittlerer Brustumfang, geteilt durch 240; dies ist das Sollgewicht in kg.

»Idealgewichte«

Das »Idealgewicht« des Mannes wäre Sollgewicht minus 10%, für die Frau das Sollgewicht minus 15%. Übergewicht von mehr als 20% hat heute schon jeder dritte, der die ärztliche Sprechstunde aufsucht. Bei einem solchen Übergewicht ist in aller Regel damit zu rechnen, daß die Gesundheit bereits erheblich gefährdet ist, und zwar durch eine Belastung von Herz und Kreislauf, einen erhöhten Blutdruck, erhöhte Blutfettwerte, erhöhten Blutzucker, Atemnot, Sauerstoffmangel im Blut, Sauerstoffmangel in der Muskulatur und im Gewebe und Zwerchfellhochstand. Eine Gewichtsabnahme ist in allen diesen Fällen zwingend geboten.

Gewichtsabnahme ohne Bewegung?

Kann man eine Gewichtsabnahme im Fasten auch ohne nennenswerte körperliche Bewegung erreichen?

> Auch bei fehlender Bewegung nimmt man ab, aber dann vom »Mager«gewicht (Gewicht des Körpers ohne des Fettanteiles). Hierbei kommt es zu einem größeren Eiweißverlust und zu einem Abbau der Muskulatur.

Vergleichende klinisch-experimentelle Untersuchungen haben gezeigt, daß Gewichtsabnahmen dann das günstigste therapeutische Ergebnis brachten, wenn zusammen mit dem Fasten körperliches Training verbunden war. Dabei erstreckte sich der Gewichtsverlust allein auf das Fettgewebe und nicht auf die Muskulatur.

Fett braucht, um verbrannt zu werden, mehr als doppelt soviel Sauerstoff wie Kohlenhydrate und Eiweiße. Während für den Umsatz von 1 g Kohlenhydrat und Eiweiß rund 900 ccm Sauerstoff gebraucht werden, sind für die Verbrennung von 1 g Fett rund 2000 ccm Sauerstoff nötig. Dieses Mehr an Sauerstoff für die Fettverbrennung kann man nur durch ein Mehr an körperlicher Bewegung erreichen.

Auch der Einwand, Bewegung habe auf die Gewichtsabnahme keinen nennenswerten Einfluß, trifft nicht zu. Jede, auch die kleinste Bewegung, kostet Energie, die im Fasten durch die Verbrennung der vorhandenen Substanz gewonnen werden muß.

Bei einem einstündigen Spaziergang werden, je nach Schrittgeschwindigkeit und der damit zurückgelegten Wegstrecke, etwa 1260 Joule (300 Kalorien) verbraucht.

Je mehr Bewegung, desto mehr Joule-(Kalorien-)verbrauch

Genauer: Bei einem Fußmarsch von 3 km Länge benötigen wir pro kg Körpergewicht und je Stunde 10,50 Kalorien, bei 6 km 15,54 Joule (3,70 Kalorien); je anstrengender die Tätigkeit oder die Sportart ist, um so höher ist auch der Joule-(Kalorien-)verbrauch. Gleichzeitig wird aber auch mehr Luft und damit mehr Sauerstoff eingeatmet; der gesamte Organismus und das Herz wird gleichzeitig besser und intensiver durchblutet.

Die genannten Zahlen beschränken sich nur auf den Joule-(Kalorien-) verbrauch *während* einer körperlichen Leistung. Sie berücksichtigen noch nicht die lebhaftere Verbrennung danach. Auch nach einer körperlichen Anstrengung ist der sogenannte Grundumsatz noch wesentlich erhöht, so daß es noch stunden-, ja tagelang zu einem wesentlich höheren Kalorienverbrauch kommt als es ohne die vorangegangene Bewegung der Fall wäre.

Trotz Bewegung kann im Fasten vorübergehend die Gewichtsabnahme geringer als an Vortagen sein. Das ist damit zu erklären, daß bei Ungeübten die Muskulatur leichter ermüdet und es zu einem Vorgang kommt, den man Transmineralisation nennt. Kalium wandert aus der Zelle aus, während Natrium, das Wasser anzieht, in die Muskelzelle eindringt. Es wird also vorübergehend Wasser gebunden; die Zelle quillt dadurch auf und wird schwerer. Der Organismus reguliert diesen Zustand aber schon nach kurzer Zeit von allein, so daß der Ausgleich des Wasserhaushaltes im Körper bald wieder hergestellt ist.

Nur Bewegung führt demnach im Fasten zu einer wirklich guten

Gewichtsabnahme, das heißt, zur Erhaltung der Muskulatur, zum Abbau und Verbrauch überflüssiger Substanz.

Auch nach dem Fasten bietet nur eine regelmäßige körperliche Aktivität die Gewähr dafür, daß man zusammen mit einer gesunden Ernährungsweise sich den einmal erzielten Erfolg erhält.

Körperliche Aktivität ist das A und O jeder Fettsucht-Therapie, denn »Übergewicht ist eindeutig mit Bewegungsmangel verbunden« (Prof. *Björn Torp*, Göteborg).

Wie soll man sich bewegen?

Jede Bewegung, wenn sie den Stoffumsatz vergrößern, den Blutumlauf fördern, das Herz zweckmäßig belasten und den Körper kräftigen soll, muß einen bestimmten Umfang haben und von einer bestimmten Dauer sein. Wenigstens 3mal täglich sollte man sich über einen Zeitraum von 3–10 Minuten so bewegen, daß der Puls während dieser Zeit 100–130mal in der Minute schlägt. Das kann schon durch Gehen auf der Stelle, Seilspringen oder durch Treppensteigen erreicht werden. Das Herz muß also »höher« schlagen. Für Ältere ab 50 Jahren gilt als Faustregel 180 minus Lebensalter. Damit ist etwa 50% der maximalen Leistungsfähigkeit des Kreislaufs erreicht.

Pulskontrolle

Jeder kann also seinen Puls selber zählen und kontrollieren, ob er sich überfordert oder im Rahmen seiner Möglichkeiten bleibt. Schon durch die geringe Anstrengung, die die Erhöhung des Pulses bewirkt, kann die Herzkraft innerhalb von vier Wochen um etwa 10% verbessert werden. Das ist nicht viel, kann aber schon viel nützen und aus einer Gefahrenzone herausführen, in der es sonst zu Herz-Kreislauf-Versagen oder Herzattacken kommen kann.

Im Fasten ist körperliche Bewegung allerdings in wesentlich umfangreicherem Maße notwendig.

Ausdauertraining

Hier bietet sich ein Ausdauertraining an, das nicht zu intensiv, nicht zu schnell, nicht zu lang, nicht mit Höchstleistung verbunden sein sollte, sondern mit allgemeiner Körperertüchtigung.

Aktiver Schweiß

Hierbei kommt man zum Beispiel nicht, geschweige denn »völlig«, außer Atem, sondern bleibt bei lebhafterer Atmung im Atem-Rhythmus. Dabei erhöht sich die Hauttemperatur, und die gesteigerte Eigenwärmeproduktion führt schließlich zum Schweißausbruch, der im Fasten besonders erwünscht und ergiebig ist. Im Gegensatz zum passiven Hitzeschweiß (z. B. beim Sonnenbaden oder in der Sauna) ist der durch Arbeit mobilisierte, aus den Poren getriebene *aktive* Schweiß gesättigt mit fast allen Schadstoffen aus unserer Umwelt und den Stoffwechselrückständen, die im Bindegewebe blockiert waren.

Zum Beispiel wird Blei – neben anderen Schwermetallen, die die Zellatmung schädigen (Verdacht des Zusammenhangs mit Krebs) – im Arbeitsschweiß 18% konzentrierter als im Urin ausgeschieden.

Außerdem ist bezeichnenderweise im Arbeitsschweiß Natrium (wasserbindendes Salz) verstärkt, Calcium, Kalium und Magnesium dagegen vermindert konzentriert; das heißt, unter Arbeit werden diese wertvollen Stoffe dem Körper weniger stark entzogen »als mit dem passiven Schweiß«. (Ergebnisse der Forschungsanstalt Stuttgart-Oberjesingen.)

> Ein größeres Maß an Bewegung erzeugt weder während des Fastens, noch später im Aufbau oder zu Hause, einen größeren Hunger. Es erleichtert im Gegenteil die Anpassung des Nahrungsbedürfnisses an den echten Bedarf.

Bewegung unterstützt die Fastenwirkung besonders bei der
- Senkung des erhöhten Fettspiegels im Blutserum
- Erhöhung der vor einem Herzinfarkt schützenden nützlichen Blutfette
- Ökonomisierung der Herzarbeit und Steigerung seiner Leistungsfähigkeit
- Senkung des hohen Blutdrucks
- Aufhebung zu niedrigen Blutdrucks
- Verbesserung der Durchblutung kleinerer Gefäße im Bereich der Beine und des Herzens (dort auch durch Neubildung von Blutgefäßen)
- wirtschaftlicheren Verwendung des Sauerstoffes
- Zunahme der Atemkapazität durch bessere Belüftung der Lunge
- Vergrößerung und Vermehrung von wichtigen Zellbestandteilen in der Muskulatur
- Zunahme der Fettsäureverbrennung in der Muskulatur
- Entspannung *verspannter* und verkrampfter Muskulatur
- Spannung *erschlaffter* Muskulatur, also Herbeiführung eines Zustandes

»wohl«gespannter Muskulatur durch Auflösung von Überspannung (Eutonie)
- Senkung des Insulinbedarfs
- Vorbereitung eines guten, erholsamen, ausreichend langen Schlafes
- Verbesserung der seelischen Grundstimmung
- Gewinnung eines neuen Lebensgefühls!

Ein sporttreibender 60jähriger ist leistungsfähiger als ein 40jähriger, der keine körperliche Bewegung hat. Auch durch Bewegung kann man nicht jünger werden, aber sich die körperliche Verfassung eines 20 Jahre Jüngeren erhalten.

Angst vor angeblichen Nachteilen durch sportliche Betätigung ist unbegründet; vielmehr sollten die Folgen des Bewegungsmangels befürchtet werden.

Spazierengehen

Spazierengehen ist jedem möglich, täglich, regelmäßig. Hierzu gehört auch die kleinste Überwindung. Vom gemütlichen Spaziergang sollte dann jedoch allmählich zu einem lebhafteren Wanderschritt übergegangen werden.

Wandern

Wandern steht im Mittelpunkt jedes Bewegungsprogrammes im Fasten. Bei jedem Wetter – zu jeder Jahreszeit. Wegstrecken mit kleineren oder größeren Steigungen sind als »Therapeutikum« im Sinne der Terrainkur vorteilhafter als gleichmäßig ebene Wege. Dabei sollte unbedingt durch die Nase geatmet und zumindest bergauf nicht gesprochen werden, um den Atem- und Herzrhythmus nicht zu stören.

Intervalltraining

Im hügeligen oder bergigen Gelände läßt sich mit einer Wanderung auch wirkungsvoll das sogenannte Intervalltraining verbinden. Der Wechsel zwischen auf und ab, oder auch 100 Schritte rascher und 200 Schritte langsamer gehen, zwingt zu sinnvollen Anpassungsleistungen des Kreislaufs. »Durchblutungsstörungen in den Beinen lassen sich damit viel wirkungsvoller bekämpfen als mit allen zu dem Zweck gegebenen Arzneimitteln.« Hinzu kommt, daß beim Wandern die Natur beschaulich wahrgenommen wird, mit den wechselnden Landschaftsbildern, in den verschiedenen Jahreszeiten.

Radfahren

Wenn das Gewicht noch zu groß ist oder die Gelenke arthrotisch sind, empfiehlt sich das Radfahren.

Schwimmen

Ferner auch das Schwimmen, eine Bewegungsform, die den ganzen Körper und alle Gelenke beansprucht, ohne sie zu belasten. Bei Asthma ist Schwimmen die beste Übung.

Moderne Gymnastik

Der Forderung nach einer Bewegungsform, die den ganzen Körper gleichzeitig erfaßt, entspricht die moderne Gymnastik wie zum Beispiel die Schule von *Hinrich Medau.* Diese ist gekennzeichnet durch die Grundformen

Gehen, Laufen, Federn, Springen, Schwingen,
mit oder ohne Gerät (wie Ball, Seil, Reifen).

Diese Grundformen entsprechen in idealer Weise dem Bewegungstrieb, seinen natürlichen Bedürfnissen und Möglichkeiten. Unterstützt durch Musik, die zu harmonischen, fließenden, rhythmischen Bewegungen hinführt, wird die Einheit von Körper-*Bewegung* und Gemüts-*Bewegung* als *Einklang* wohltuend empfunden.

Tanz

Eine angenehme und unbeschwerte Form von Gymnastik ist auch das Tanzen. »Tanzen wird nicht als Anstrengung empfunden. Es trainiert unmerklich. Man vergißt dabei, daß etwas für die Gesundheit getan wird.« Tanzen gibt auch im höheren und noch im hohen Alter Gelegenheit, seinen Körper wieder zu entdecken und mit ihm »umzugehen«: zu zweit, in Gruppen oder auch allein.

Auch wer sich einem Tanzprogramm nicht so ohne weiteres durch seinen jeweiligen körperlichen Zustand anpassen kann, braucht nicht nur resigniert zuzusehen.

»Beim Tanz allein, ein jeder für sich, entsteht ein spontanes Bewegungsspiel aller, eine Gleichheit in der Gruppe mit unterschiedlichen Aktionen und Zeitfolgen, trotz des vorgegebenen Rhythmus. Der Gewinn an körperlichen und seelischen Kräften durch Tanz und Musik auch gerade im Fasten ist unschätzbar.

Bewegung und Fasten sind für den Menschen in der hochtechnisierten Welt biologische Notwendigkeiten.«

Die seelische Verfassung im Fasten

Bei der bisherigen Aufzählung von Begleitmaßnahmen, die das Fasten unterstützen,
»fehlt noch eine ganz mächtige Hilfsmethode, vielleicht die allerwichtigste; eine Behandlungsart, die eigentlich mit jeder Art von Kur verbunden sein sollte, aus triftigen Gründen aber ganz besonders mit der Fastenkur.

Heilende Seelenführung

»Wir meinen die Psychagogie, die heilende Seelenführung« (Dr. *Buchinger*).

Vielleicht verlangt eine andere Zeit eine andere Sprache, obwohl immer das gleiche gemeint ist. Wird von »Psychotherapie« statt von »heilender Seelenführung«, von Ganzheitsmethode und psychosomatischer Medizin als von Körper und Seele einbeziehender Behandlung gesprochen, erreicht man wohl das heutige Verständnis eher.

> Der tiefere Wert des Fastens, seine ursprüngliche Bedeutung ist vor allem in seinem Einfluß auf die seelische und auch auf die geistige Verfassung zu sehen.

Wenn sich auch die Gedanken des Fasters zunächst vor allem ums Essen drehen und mit seiner leiblichen Gesundheit und den damit zusammenhängenden Fragen beschäftigt sind, will er, will seine Seele »Lösungen, die weiter zielen«. Weiter als bis zu möglichst guter Gewichtsabnahme und zu Beschwerdefreiheit. Fasten als die psychosomatische Ganzheitsbehandlung ist zugleich das Heilmittel für Leib und Seele. Fasten ist Anruf und Aufforderung.

Fasten ist Gelegenheit zur Metanoia, zur Umkehr – zum Umdenken.

Aber auch seelische Gesundheit beginnt wie die körperliche

- mit Entschlackung
- mit Verzicht
- auf Zerstreuendes und Erregendes
- auf Ärgerliches und Belastendes.

Fernsehen und Fasten

In diesem Zusammenhang stellt sich auch die Frage, ob Fernsehen zu den krankmachenden Streßfaktoren gezählt werden muß, und ob es daher im Fasten schadet.

Aus einer Fülle wissenschaftlicher Untersuchungen und ärztlicher Feststellungen seien die wichtigsten Folgen der Reizüberflutung durch Fernsehen hervorgehoben: Kopfschmerzen, Erschöpfungszustände, Überbelastung des vegetativen Nervensystems, Schreckreaktionen, Schlafstörungen, Anstieg der Herzfrequenz und des diastolischen Blutdrucks, Herzrhythmusstörungen, Bewegungsmangel.

Die mehr als doppelt so starke Beanspruchung des Gehirns durch optische als durch akustische Reize läßt es erst nach Stunden zum Absinken des sogenannten Schlafstörungspegels kommen. Häufiges Fernsehen führt daher zu Schlafstörungen, mindert die Vitalität, senkt die geistige Aufnahmebereitschaft, zieht Konzentrationsmängel und schnelle Ermüdung nach sich.

Besserung von diesen Beschwerden kann erst bei einer Fernsehpause von zwei bis vier Wochen erwartet werden. Fernsehen belastet in besonderer Weise die Augen und zwingt sie zu ständigen, auf die Dauer schädigenden Anpassungsleistungen.

Wenn man sich dann noch darüber klar wird, was sich viele kritiklos tagtäglich »vor Augen halten«, dann muß man sich fragen, ob nicht eine freiwillige – wenn auch nur vorübergehende – Fernsehabstinenz geradezu ein Gebot seelischer Hygiene wäre. Zumal und vor allem im Fasten, wenn der eigentliche Sinn des Fastens, der leibliche *und* seelische Gesundheit meint, nicht aus dem Auge verloren werden soll.

Fastenatmosphäre

Zu den Bedingungen eines möglichen optimalen Fastenerfolgs gehört auch eine bestimmte Atmosphäre, ein besonderes Klima. Vielleicht, wenn mal abgestellt ist, was pausenlos die Sinne und die Seele »gefesselt« hält, wird wieder »hörbar«, worauf es im Fasten vor allem ankommt:

Stille.

Wir besinnen uns selten oder nie auf uns selbst.

Stille, sich zurückziehen

»Es steht Dir doch frei, zu jeder Stunde Dich auf Dich selbst zurückzuziehen. Gönne Dir recht oft dieses Zurücktreten ins Innere und verjünge so Dich selbst« *(Marc Aurel)*.

Aber eben dazu fehlt uns die Stille, die Ruhe. Es fehlt uns Zerstreuten, Nervösen die Sammlung; oft sehen wir nicht mal ihre Bedeutung ein.

»Wenn Ihr stille bliebet, so würde Euch geholfen; durch stille sein würdet Ihr stark sein. Aber Ihr wollt nicht« (Jesaja 30,15).

Meditation

Sollten wir nicht wenigstens im Fasten einmal still sein wollen?

Geholfen werden kann uns etwa durch Meditation.

Dieser Begriff läßt sich umschreiben mit

Einkehr, Besinnung, Nachdenken über sich selbst, über ein Symbol oder Gott

ein Sichfallenlassen oder Sichöffnen ohne bestimmten Zweck absichtslos in sich hinein hören

Selbstverwirklichung, Gottesnähe oder einfach seelisch-körperliches Gleichgewicht erstreben.

Die Formen der Meditation sind zahlreich.

Vor allem die östlichen Meditationspraktiken erfreuen sich inzwischen einer großen Beliebtheit, da sie offenbar einem verbreiteten Bedürfnis entgegenkommen. Es ist allerdings fraglich, ob das mit der hinduistisch-buddhistischen Lehre der Selbsterlösung gekoppelte System der Meditation völlig unkritisch einfach übernommen werden sollte. So warnt zum Beispiel der Indologe *Ernst Gogler*: Derjenige, der sich auf eine östliche meditative Technik einlasse, könne von Bildern und Gedanken überfallen werden, mit denen er ohne die Führung eines wirklich in der Meditation erfahrenen Menschen (Guru) kaum fertig wird.

Im übrigen ist es auch ein Irrtum zu glauben, daß Formen der Meditation nur aus Asien kämen.

»In der christlichen Vergangenheit wurden eine Fülle von Meditationsmethoden zur Verwirklichung des Glaubens wie zur Heilung der Seele hervorgebracht« *(Alfons Rosenberg)*.

Autogenes Training

Zu der sinnvollsten Meditationshilfe im Fasten, die auch zum Finden des eigenen Weges führen kann, gehört das Autogene Training, zu deutsch »das aus dem Selbst kommende Üben«. Auch hier darf, wie bei anderen Meditationsarten, nicht der erfahrene und fachkundige Trainer dieser »konzentrativen Selbstentspannung« fehlen.

Psychotherapie

Auch der Psychotherapie, sinnvoll und behutsam angewendet, kommt eine große Bedeutung als ergänzender Therapie zu, die im Fasten auf keinen Fall fehlen darf.

Grundlage jeder Psychotherapie ist das Gespräch. Im Fasten ergeben sich dafür besonders günstige Bedingungen: »löst und lockert doch Fasten das seelische Gefüge im Sinne größerer Ansprechbarkeit« (Dr. *Buchinger*).

»Dem Patienten steht im Fasten schon allein zeitlich ein Freiraum zur Verfügung, der weitaus größer ist als etwa unter Krankenhausbedingungen oder der herkömmlichen Arztpraxis. In diesem Freiraum hat der Fastende Zeit und Gelegenheit, sich dem zuhörenden Gesprächspartner gegenüber auszusprechen, ungestört und unbeeinflußt durch gezielte Fragen und ohne in einer bestimmten Weise gelenkt zu werden.

Die Haltung des Arztes kann zurückhaltend abwartend bleiben, der Arzt kann sich geradezu verlassen auf eine durch das Fasten sich einspielende psychotherapeutische Wirkung, er steht nicht unter dem Zwang, daß etwas sich jetzt und heute ereignen müsse.

Die Arzt-Patient-Beziehung profitiert von dem ausgedehnten Zeitraum des Fastens, der wiederum ermöglicht, daß die Beziehung etwas Prozeßhaftes bekommt, ein Vorgang, der in jeder Psychotherapie für die Therapiewirksamkeit ganz entscheidend ist« (Dr. *Winckler,* München).

Dabei lassen sich vielleicht bei körperlichen Beschwerden die eigentlich zugrundeliegenden seelischen Miß- und Unstimmigkeiten erkennen und Konfliktsituationen leichter bewußt machen und abreagieren.

Einsicht in eigene Fehlhaltungen und Beziehungsstörungen kann Veranlassung sein, einen falschen Umgang mit sich und den Mitmenschen aufzugeben. Eine richtigere Einstellung anstelle von Unzufriedenheit, Groll, Unduldsamkeit, übertriebenem Geltungsbedürfnis, kann den Heilungsprozeß entscheidend fördern, u.U. den Weg zu dauerhafterer Gesundheit erst freilegen.

Vielleicht kann man auch einsehen, daß in dieser Welt der Gegensätze zu einem vollen Leben Schatten und Licht, Gesundheit und Krankheit, auch Glück und Unglück gehören. Zu der Kraft, die wir brauchen, um zu ändern, was geändert werden kann, muß die Kraft kommen, um zu tragen, was nicht änderbar ist.

Fasten und Religion

Diese Kraft kann auch aus dem Religiösen, kann auch aus dem Gebet erwachsen. Das hat Dr. *Buchinger* schon früh erkannt. Er fand »daß die Welt des Gebetes – und überhaupt des Religiösen – und die Welt des Fastens eng verbunden sind. Ja, daß jedes der beiden das andere fordert. Daraus ergib sich aber für den Fastenleiter die große, geradezu seelsorgerliche Hilfe des religiösen Anteils in jedem echten Heilfasten. Mit soviel Takt und Vorsicht und Angepaßtheit an das tatsächlich Gegebene im Arztberuf, wie er (der Arzt) irgend aufbringen kann. Dieser etwas ungewöhnlichen, aber schönen Aufgabe sind im Lehrbuch *Das Heilfasten* 40 Seiten gewidmet und trotzdem bleibt angesichts des Unsagbaren, Unsäglichen eine große Verlegenheit, die nicht wagt, alles Gesagte etwa als Forderung hinzustellen. Gefordert wird vom Fastenarzt lediglich, daß er zur jeweiligen Seinsstufe des vor ihm erscheinenden Menschen spricht und ihm zu helfen sucht, den im Fasten erkennbaren seelischen Hunger nach einer geistigen Diät zu stillen. Das vor allem hat mich in über 4 Jahrzehnten die Summe aller Erfahrungen mit fastenden Menschen als das Letztentscheidende gelehrt« (Dr. *Buchinger*).

Die kleine Psychotherapie

Für eine weitere kleine Psychotherapie, für eine Seelsorge an der eigenen Seele, die bereichert, Kräfte schenkt und immer wieder ins seelische Gleichgewicht bringen kann, hat *Goethe* ein einfaches Rezept gegeben:

> »Man sollte alle Tage wenigstens ein kleines Lied hören, ein gutes Gedicht lesen, ein treffliches Gemälde sehen und wenn es möglich zu machen wäre einige vernünftige Worte sprechen.«

Bibliotherapie

Den Faster zum Lesen zu bringen, ist ein erstes Erfordernis. Im Fasten haben wir endlich wieder einmal Zeit, ein Buch zusammenhängend zu lesen. Der Fachausdruck Bibliotherapie umschreibt, daß Literatur heilsam sein, Trost geben und Hoffnungen bestärken kann. Dichtung ist Botschaft an den Menschen, gibt Sinnbilder. Sie ist Sinngebung.

Musik: Medizin der Seele

Auch in der Musik liegt eine »tröstende, heilende Kraft«. Damit ist die seit dem Altertum beschriebene Wirkung der Musik nur angedeutet; schon *Platon* fand: »Musik ist eine Medizin der Seele.« Als »Musiktherapie« wird ihre Wirkung längst als Methode der Psychotherapie zur Behandlung seelischer Krankheiten und der damit verbundenen organischen Störungen angewandt.

»Rhythmus, Klang und Melodie wirkt umstimmend auf das seelische und körperliche Gefüge des Menschen. Was liegt näher, als das Einbeziehen auch der Musik in die Diätetik des inneren Menschen, besonders während des Fastens« (Dr. *Buchinger*).

Auch hier sind Schätze, die nur gehoben zu werden brauchen – die noch nie so leicht zu haben waren wie heute.

Fasten macht empfänglicher, durchlässiger für positive wie für negative Eindrücke.

> Der körperlichen Über- und Fehlernährung entspricht eine seelische Unter- und Fehlernährung. Fasten macht beides offenkundig. Durch Fasten und im Fasten kann der Ausgleich herbeigeführt werden.

Noch liegt es an uns, noch haben wir die Freiheit, gesunde geistige und seelische Kost zu bevorzugen. Im Fasten ist es ein Gebot der »Hygiene des inneren Menschen«!

Wirkungsbereich des Fastens

Fasten ist in seinem breiten Wirkungsbereich eine der wirksamsten und natürlichsten Behandlungsmethoden überhaupt.

Es wirkt
- vorbeugend und heilend
- gestörte Körperfunktionen normalisierend

durch
- rasche Entwässerung und Entsalzung
- schnelle Entquellung des Unterhautbindegewebes, der Schleimhäute und ihrer Drüsen

durch
- rasche, ungefährliche Gewichtsabnahme
- Abbau kranker, überflüssiger Substanz unter Schonung des gesunden funktionstüchtigen Gewebes
- Senkung zu hohen Blutdrucks
- Senkung der Blutfettwerte
- Normalisierung erhöhter Blutzuckerwerte
- Normalisierung der Blutkörpersenkungsgeschwindigkeit
- Entlastung der Venen in den Beinen (Überdehnung und Überfüllung nimmt ab)
- Entlastung des Magen-Darm-Kanals
- Entlastung der Gallenwege (kleinere Gallensteine können ausgetrieben werden)

durch
- Entlastung der Gelenke und der Wirbelsäule
- Entlastung, Entspeicherung und Entgiftung des Stoffwechsels und des Bindegewebes
- Entlastung der Bauchspeicheldrüse (so, daß während des Fastens – und gegebenenfalls danach – auf Insulin verzichtet werden kann)
- Erleichterung des Stoff- und Gasaustausches
- Zuwachs an Atem- und Herzkraft (durch Wegfall der Verdauungsarbeit, gleichzeitig Energieeinsparung bzw. Zuwachs von ca. 30%)

durch
- Rückbildung arteriosklerotischer Gefäßeinlagerungen
- Abbau von Fetten in der Gefäßwand

Fasten ist damit die ideale und intensivste Behandlungsform des Übergewichtes und seiner immer gegebenen Begleiterscheinungen und Folgekrankheiten.

Fasten ist damit seines umfassenden Einflusses auf den Allgemeinzustand, seiner Verträglichkeit, seiner leichten Durchführbarkeit und seiner Ergebnisse wegen deutlich anderen Methoden überlegen.

Selbst bei fettsüchtigen Kindern – im Durchschnittsalter 13 Jahre – mit einem Übergewicht von 50% sind, ohne spätere nachteilige Wirkung, dauerhafte Gewichtsabnahmen erreicht worden.

Normalerweise sollten Kinder unter 14 Jahren nicht fasten, da Einsicht und echte Zustimmung Voraussetzung für das Fasten sind.

Notwendig vorbeugend ist Fasten vor allem auch bei Übergewichtigen in der Operationsvorbereitung, weil

- es in den bestmöglichen Allgemeinzustand versetzt
- die Abwehrkräfte des Blutes gegen bestimmte bakterielle Infektionen verstärkt
- das Blut dünnflüssiger macht und damit Thrombose- und Emboliegefahr herabsetzt bzw. ausschließt
- die Leistungsfähigkeit des Bindegewebes verbessert wird, welches auch eine große Rolle spielt
  - bei der Infektabwehr
  - der Blutbildung
  - der Wundheilung
  - der Narbenbildung.

Am wichtigsten jedoch ist der Abbau des Übergewichtes selbst, vor allem bei orthopädischen Erkrankungen. Die meisten Patienten im Bereich der Orthopädie sind zu dick. Die statische Belastung ist daher oft sehr groß. Wenn sie bestehen bleibt, kann die beste Gelenkoperation keinen Erfolg bringen. Daher ist die Gewichtsabnahme vor der Operation von großer Bedeutung. »In vielen Fällen kann nach einer solchen Gewichtsabnahme die Operation vermieden oder wenigstens aufgeschoben werden, weil sich die Beschwerden gebessert haben. In der Regel trifft das für jeden dritten zu.«

Fasten verringert Operationsrisiken in jedem Fall. Vorteilhaft ist vor jedem größeren Eingriff wenigstens ein 2–3tägiges Saftfasten, dadurch wäre auch Magen und Darm entsprechend vorbereitet.

Bei welchen Krankheiten kann und sollte man fasten?

Fasten ist angezeigt bei
- Erkrankungen des Herzens und Kreislaufs
- Magen und Darms
- bei Krankheiten der Leber
- der Niere

- der ableitenden Harnwege (Nierensteine werden ausgeschieden, wenn diese nicht zu groß sind, oder sie werden vom Fastenharn, »der seine eigenen Wege heilt«, aufgelöst)
- der Haut und der Venen

Es wird ferner gefastet bei
- Diabetes
- Gelenk- und Muskelrheuma
- degenerativen Gelenkerkrankungen (Entlastung, Besserung; je nach Schwere der Erkrankung ist ggf. ein wiederholtes Fasten erforderlich)
- Asthma (wird günstig beeinflußt bei gleichzeitigem Übergewicht)
- Menstruationsstörungen, Wechseljahrsbeschwerden, chronischen Augenentzündungen, akutem grünem Star (Fasten ist da neben den Maßnahmen des Augenarztes absolut angezeigt).

Das Ergebnis einer Fastenkur ist mindestens
- verbessertes Befinden
- verbesserte Leistung und Widerstandsfähigkeit
- verbessertes, verjüngtes (!) Aussehen.

> Fasten ist zur Erhaltung oder zur Wiederherbeiführung guter körperlicher Verfassung, zur Erhaltung normalen Körpergewichtes oder, wenn erforderlich, weiterer Gewichtsabnahme, in jedem Jahre zweckmäßig und zum Ausgleich der gesundheitsschädigenden Umwelteinflüsse, denen alle ausgeliefert sind, auch dringend geboten.

Fasten als Krebsvorbeugung

Der Wert regelmäßigen Fastens könnte auch darin gesehen werden, daß es einer Erkrankung vorbeugt, gegen die – von Operation und Bestrahlung abgesehen – bisher kein Mittel hilft: dem Krebs.

Hier müßte der Begriff »Präkanzerose« eingeführt werden; man versteht darunter Krankheitszustände, die sich zu Krebs hin entwickeln können (z. B. aus chronischen Magen-Darm-Entzündungen, Magen-Darm-Geschwüren). Dieser Entartung zum Krebs hin könnte durch die Heilwirkungen des Fastens vorgebeugt werden.

Zum Beispiel ist der Zusammenhang zwischen Rauchen und Krebs eindeutig. Ebenfalls eindeutig ist die verstärkte Ausscheidung von Nikotin und Teer im Fasten (an der heller werdenden Raucherhaut erkennbar). Mit großer Wahrscheinlichkeit wird dadurch das Krebsrisiko gesenkt. Voraussetzung ist natürlich, daß das Rauchen auch ganz aufgegeben wird.

Nach Meinung von Sachkennern liegen bei 30–60% aller Todesfälle durch Krebs Ernährungseinflüsse mit zugrunde (besonders Speiseröhren-, Magen- und Dickdarmkrebs). Hier spielen vor allem die veränderten Ernährungs- und Lebensgewohnheiten eine verhängnisvolle Rolle: höherer Fleisch-, Zucker- und vor allem Fettverbrauch haben den früher großen Anteil an Getreide und Kartoffeln in der Ernährung mit den entsprechenden Ballaststoffen abgelöst. Weiterhin spielen eine Rolle die krebserregenden Substanzen aus Umwelt und Nahrungsmitteln (Prof. *Schmähl*, Krebsforschungszentrum Heidelberg). Solche Substanzen werden gerade im Fasten durch Aufhebung der Bindegewebsblockade verstärkt ausgeschieden.

Durch Fehlernährung verursachte Krankheiten – also die möglichen Vorstufen von Krebs – sind eine Domäne der Fastenbehandlung.

Prof. Dr. *Trüb*, der Berater einer Arbeitsgemeinschaft zur Krebsbekämpfung in Nordrhein-Westfalen, weist darauf hin, daß bei weiblichen Krebskranken mit erheblichem Übergewicht nach einer Fastenkur Krebs nicht nur seltener auftrat, sondern auch bereits bestehende Geschwülste langsamer wuchsen. Über einen Beobachtungszeitraum von mehreren Jahrzehnten bei Tausenden von Patienten haben Dr. *Buchinger* sen. wie jun. feststellen können, daß Krebs ein auffallend seltenes Ereignis unter denjenigen Patienten war, die Jahr um Jahr ein Vorbeugefasten unternommen hatten.

»Die Steigerung der Abwehrkräfte ist eine der Säulen der Krebstherapie«, stellte der deutsche Krebskongreß in München fest. Mit Recht hebt Dr. *Otto H. F. Buchinger* hervor, daß gerade das Fasten eine solche Total-Mobilmachung aller noch vorhandenen Selbsthilfekräfte auslöst.

Wann kann nicht gefastet werden?
Gegenanzeigen:

- Alle substanzverbrauchenden Krankheiten (Krebs, Tuberkulose, schwere Neurosen; Psychosen, die keine freiwillige Einstimmung zulassen)
- Hysterie
- zu starke Abmagerung im Alter
- unabhängig vom Alter – wenn der Körper auf den Fastenreiz nicht mehr reagieren kann.

Natürlich ist die Frage berechtigt, ob Fasten auch schaden kann. Dazu muß gesagt werden, daß Fasten – richtig durchgeführt – eine einfache, aber nahezu universell anwendbare wirksame Heilmethode ist. Dennoch: ein

Allheil- oder Wundermittel ist es auch nicht. So gibt es auch Krankheitsfälle oder Schwächezustände, bei denen nicht gefastet werden sollte. Wie schon gesagt, gehört die Krebserkrankung dazu, obwohl auch hier die Einschränkung erlaubt ist, daß zu wenige Erfahrungen vorliegen, um die immer wieder geäußerte Frage, ob man auch bei Krebs fasten dürfe, eindeutig mit ja oder nein zu beantworten. Gewiß ist, daß bei allen Prozessen, die zu Gewebezerfall und damit zu Substanzverlusten führen, und dazu gehört die Krebskrankheit insbesondere im finalen Stadium, im allgemeinen Fasten nicht angezeigt ist. Da die heutige medizinische Wissenschaft beim Krebs nur sehr begrenzte Einwirkungsmöglichkeiten hat, kann ein Versuch mit Fasten nur der wirklich kompetente, in der Krebstherapie erfahrene Arzt hier entscheiden.

Fasten, um es allgemein zu sagen, sollte nicht verordnet werden, wenn durch lange Krankheit und damit erhebliche Schwächung oder altersbedingte Abmagerung der Organismus keine Kraft mehr hat, um auf den Fastenreiz positiv zu reagieren. Auch bei Nerven- und Geisteskrankheiten, schweren Neurosen, Psychosen und Hysterie ist Fasten nicht angezeigt.

Es darf in diesem Zusammenhang aber darauf hingewiesen werden, daß die wissenschaftliche Erforschung des Fastens noch längst nicht abgeschlossen ist. Die außerordentlich komplizierten Stoffwechselvorgänge sind noch längst nicht bis in alle Bereiche bekannt; auch die Wirkung des Fastens auf die menschliche Psyche ist nicht hinlänglich und in allen Einzelheiten erforscht. Wir kennen nur die allgemeine kathartische Wirkung, die Reinigung des innermenschlichen und damit gewisse Klärungen im seelischen Bereich. Hier bieten sich die Erfahrungen der Mystiker und religiösen Führungsgestalten als Hinweis für die Möglichkeiten von geistigen Erfahrungen im Fasten an.

In welch besonderem Fall die Frage nach dem Sinn und der Zweckmäßigkeit eines Fastens auch immer gestellt wird, kann mit Dr. *Buchinger* beantwortet werden: »Das Fasten schadet so gut wie nie, ein Versuch lohnt immer.«

Die Nachfastenzeit

Die Zeit nach dem Fasten ist so wichtig, wie es die Fastenperiode war. Auch für sie muß man »Zeit haben«.

Ideal und richtig wären so viele Aufbautage wie Fastentage, mindestens jedoch werden ein Drittel bis die Hälfte der Fastenzeit für den Umstellungsprozeß gebraucht, wenn der Fastenerfolg nicht gefährdet, sondern erhalten und vertieft werden soll (z. B. 3 Wochen fasten = 7–15 Tage Aufbau).

Wer das Fasten ernst genommen hat, muß ebenso gewissenhaft aufbauen. Das heißt, dem Körper nach und nach wieder zuzuführen, was ihm nach dem Fasten dienlich und zuträglich ist, eine gesunde, vollwertige Ernährung nach Menge und Zusammensetzung so »aufzubauen«, wie es die Ausgangslage nach dem Fasten erforderlich macht.

Fasten ist leichter als aufbauen

Besonders die ersten Nachfastentage fallen eigentlich »schwerer«. Sie verlangen noch größere Selbstdisziplin, Geduld, Zurückhaltung und Mäßigung.

Daher muß auch nach dem Fastenbrechen

- die schützende, unterstützende, Ruhe und Abgeschiedenheit bietende Fastenatmosphäre erhalten bleiben
- müssen seelische Belastungen noch möglichst ferngehalten werden
- dürfen Alltags- und Berufsstreß nicht zu früh einsetzen
- müssen Diätfehler durch Zuviel – Nebenbei – Restaurationsessen unbedingt vermieden werden
- darf die Leber auf keinen Fall schon wieder mit Alkohol belastet werden, weil ihre Toleranzgrenze hiergegen noch herabgesetzt ist.
  Alkohol schädigt nicht nur dieses auch im Mittelpunkt des Aufbaustoffwechsels stehende Organ selbst, er hemmt und erschwert den auch noch nach dem Fastenbrechen anhaltenden lebhaften und den durch den Wiederbeginn des Essens hinzugekommenen Stoffumsatz. Leichte, aber unangenehme Verdauungsstörungen bis zu bedrohlicheren Erscheinungen können die auf jeden Fall nachträglichen Folgen sein.

Im allgemeinen ist der Hunger im Aufbau schnell gestillt. Entsprechend klein sind die gereichten Portionen in der Nachfastenzeit. Sie können, aber müssen nicht aufgegessen werden. Beim geringsten Sättigungsgefühl sollte man keinen Bissen mehr essen, sondern sofort aufhören. Zu wenig essen schadet nie, zu viel kann schaden. Nicht meinen, es müsse etwa im Fasten »Versäumtes« nachgeholt werden. Gründlich kauen, auch Speisen, die nicht weiter zerkleinert zu werden brauchen, aber gut eingespeichelt werden müssen. Jetzt, während des Essens, dürfen, ja müssen wir mit den Gedanken beim Essen sein und uns möglichst auch nicht durch Gespräche ablenken lassen.

Eine Ruhepause vor dem Essen, aber vor allem Bettruhe danach ist geboten. Sie erleichtert die gute Durchblutung der Verdauungsorgane, die jetzt einen entsprechend größeren Blutbedarf haben. Körperliche Bewegung statt dessen wäre falsch.

Je sorgfältiger im Aufbau die wenigen, aber wichtigen Regeln beachtet und bestimmte Therapien weitergeführt werden und je allmählicher vom Fasten zum normalen Tagesablauf übergegangen wird,

um so besser und leichter
- paßt sich die Produktion der Verdauungssäfte dem wachsenden Bedarf an,
- kommt es nach entsprechender Füllung des Darmes zum ersten Stuhlgang,
- gleicht sich der Wasserhaushalt aus, nachdem ein jetzt wieder größerer, zusätzlicher Flüssigkeitsbedarf von 1–2 l gedeckt ist,
- stabilisiert sich der durch die Verdauungsarbeit wieder stärker geforderte Kreislauf,
- klingen auch mögliche Beschwerden ab, die mit alten Krankheitszuständen oder Schlackenresten zusammenhängen können und als »Fastenrückstoß« eine bekannte, in keinem Fall beunruhigende oder gegen den Erfolg des Fastens sprechende Erscheinung ist.

Zugute kommt auch eine ausreichend lange Zeit im Aufbau der notwendigen
- Einübung neuer Verhaltensmuster und Eßgewohnheiten,
- der Erfahrung mit schmackhafter und bekömmlicher fleischloser Ernährung,
- dem länger dauernden oder besser bleibenden Verzicht auf schädliche Genußmittel,
- einem ausreichenden Zuwachs an Lebensfreude und Widerstandskraft,
- einer – wenn nötig – weiteren Gewichtsabnahme
- und der erwünschten Festigung des Fastenergebnisses überhaupt.

Fastenbrechen

beginnt mittags mit einem frischen, reifen, ungeschälten Apfel, ggf. unmittelbar vor dem Verzehr reiben, oder auch mit Apfelkompott.

Der Apfel hat sich durch seinen Zusatz, seinen Geschmack und Duft, seine angenehmen Fruchtsäuren und seinen Reichtum an Quellmasse bildenden, Darmgifte bindenden Pektinen als besonders leicht verdaulich, als beste Form des Fastenbrechens bewährt. Voraussetzung: besonders sorgfältiges, gründliches Kauen (die Verdauung beginnt im Mund). Nachmittags kann ein zweiter Apfel gegessen werden.

Bei Kerzenlicht und anerkennender Fastenurkunde, also in etwas feierlichem Rahmen, der dem Fastenbrecher den neuen Lebensabschnitt dankbar bewußt macht, wird dann am Abend eine salzlose Gemüse- oder mit Spuren von Meersalz gewürzte Kartoffelsuppe serviert.

»Ganz ohne Kochsalz«, betont Dr. *Buchinger*, »müssen die Speisen der Aufbauzeit hergestellt sein. Der stark entwässerte Organismus des Fastenden verträgt im Aufbau nichts schlechter als Kochsalz. Verstößt man gegen das Kochsalzverbot, und füllen sich infolgedessen bei starkem Gewebsdurst die Zellen des Körpers und die Zwischenzellräume gar zu schnell mit Wasser, so können einige bange Tage mit bleierner Müdigkeit, Ödemen, den Sünder belehren, daß man nicht ungestraft ein wichtiges Fastenbrech-Verbot außer acht läßt.«

Aufbau

Die Ernährung in den Nachfastentagen setzt sich wegen der besseren Verträglichkeit wesentlich aus kohlenhydrathaltigen Nahrungsmitteln zusammen. Eine Mischung mit Eiweiß zu den einzelnen Mahlzeiten könnte in dem lange unbeanspruchten Verdauungstrakt zu unnötiger Gasbildung (Blähungen) führen.

Aufbaukost

Grundsätze, die bei der Konzeption der Aufbaukost Beachtung finden:

- Die Nahrung sollte soweit wie möglich naturbelassen sein, denaturierte Nahrungsmittel weitgehend ausschalten
- Sachgemäße Zubereitung, um den Verlust von Vitalstoffen zu vermeiden (nicht wässern, nicht überhitzen)
- Ausschaltung von Nahrungsmitteln, die Gärungsprozesse verursachen oder unterstützen können, wie z. B. raffinierte Zucker oder ausgemahlene Getreide
- Bevorzugung von Nahrungsmitteln, die eine laxierende (verdauungsanregende) Wirkung haben.

Zu den natürlichen, die Darmbewegung anregenden Mitteln gehören:

- *Ballaststoffe* (unverdauliche Zellulose), die durch Füllung und Druck auf die Darmwand einen mechanischen Reiz auf die Darmperistaltik ausübt, folglich viel Rohkost, Salate, Vollgetreide und frisches Obst

- *Natürliche Säuren,* wie Obstsäure, Milchsäure und auch milchsaure Gärungen üben sogenannte »chemische Reize« auf die Darmperistaltik aus. Deshalb sind empfohlen: Obst, Sauermilch, Joghurt und Gärungssäuren in Sauerkraut, Sauerkrautsaft und Selleriemost
- *Gleitmittel,* enthalten in Leinsamen, Agar-Agar, Fetten und Ölen. Diese Nahrungsmittel zeigen unter bestimmten Umständen eine sehr starke Schleimentwicklung, die sich wiederum sehr günstig auf die Darmpassage auswirkt.

Aufbauspeiseplan

Erläuterungen zu einigen Speisen der dargestellten Aufbaukost:

1. Tag

Zum *Frühstück* wird neben den eingeweichten Dörrpflaumen (gute Verträglichkeit und verdauungsfördernde Wirkung) ein Weizenbrei gereicht. Am ersten Aufbautag wird das frisch geschrotete, über Nacht eingeweichte Getreide noch gekocht, um eine Überforderung des Organismus in seinen Verdauungsaufgaben zu vermeiden.

Mittags: Rohkost bzw. Salate sollten stets zu Beginn einer Mahlzeit serviert werden. Sie fördern einerseits die Produktion von Verdauungssäften im Magen, enthalten andererseits auch die gewünschten Ballaststoffe. Insbesondere jedoch verhindern sie die Verdauungsleukozytose. In der hier dargestellten Aufbaukost werden nur Sorten ausgewählt, die einen großen Gehalt an Bitterstoffen haben, da diese die Gallensaftproduktion stark anregen. Diese anregende Wirkung darf allerdings nicht durch eine ölreiche Sauce abgepuffert werden.

Blattspinat, ein faserreiches Gemüse, wie auch Fenchel, Spargel und Sauerkraut, enthalten reichlich unverdauliche Ballaststoffe, die die Darmpassage beschleunigen.

Abends: Bei dem Obst zur Vorspeise werden exotische Früchte bevorzugt: Ananas, Melone, Kiwi.

Diese Früchte haben einen sehr hohen Anteil an Enzymen und fördern gleichzeitig die Enzymproduktion im Organismus.

Kräutergurken im Reisrand sind als leicht verdauliche Warmspeise besonders für den Abend geeignet. Mit dem ungeschälten Reis werden dem Organismus reichlich Mineralstoffe zugeführt.

Der *Apfel* wird wegen seiner darmreinigenden und alkalisierenden Wirkung als abschließende Mahlzeit des Tages empfohlen.

2. Tag

Frühstück: Am zweiten Aufbautag braucht das Getreideschrot normalerweise nicht mehr gekocht zu werden, sondern kann eingeweicht zu einem Müsli verarbeitet werden.

Mittags: Das Weizensoufflé, zubereitet aus ungeschrotetem Getreide, ist wegen des sehr hohen Gehalts an Vital- und Ballaststoffen besonders gesundheits- und verdauungsfördernd. Außerdem hat der als ganzes Korn verarbeitete Weizen eine sehr lange Verweildauer im Magen und damit auch einen großen Sättigungswert.

Abends: Mit der *Quark-Öl-Creme*, einem pikanten Quark mit Zusatz von hochwertigen Pflanzenfetten, sollen dem Organismus die mehrfach ungesättigten Fettsäuren zugeführt werden, die u. a. wegen ihrer Zellmembran abdichtenden Fähigkeit besonders lebensnotwendig – essentiell – sind.

3. und 4. Tag

Beide folgenden Aufbautage enthalten weitere Variationen der bisher dargestellten Nahrungsmittel und ihre Bedeutung für den Organismus:

– verschiedene Getreide
– steigendes Angebot von Rohkost
– mit Anhebung des Kaloriengehalts auch Erhöhung des Fettanteils in der Nahrung.

Aufbauplan A

Fasten-Brechen: Apfel oder Apfelmus, abends Kartoffelsuppe

1. Tag:

Frühstück:	2 Backpflaumen Weizenbrei mit Feigenmus, Apfel und Honig Kräutertee oder Malzkaffee
10.00 Uhr:	1 Bioghurt (im Zimmer)
Mittags:	1 Portion Blattsalat (Chicoree, Radicchio oder Endivie) Kartoffelpüree und Blattspinat mit Hefeflocken
14.00 Uhr:	Tee mit Zitrone und *Buchingers* Vitamin-Shake (im Zimmer)
Abends:	1 Stück Obst (Melone, Ananas oder Kiwi) Reisrand mit Kräutergurken Tomatensalat Kräutertee oder Malzkaffee
20.00 Uhr:	1 Apfel (im Zimmer)
Nährstoffgehalt:	3679 kj (876 Kalorien) Eiweiß: 26 g Fett: 16 g Kohlenhydrate: 142 g

2. Tag:

Frühstück:	2 Backpflaumen Müsli mit gerösteten Mandelstiften Kräutertee oder Malzkaffee
10.00 Uhr:	1 Bioghurt (im Zimmer)
Mittags:	Karottenrohkost mit Apfel und Nüssen Soufflé von Spießkorweizen Grilltomate mit Tomatensauce

14.00 Uhr:	Tee mit Zitrone und *Buchingers* Vitamin-Shake (im Zimmer)
Abends:	Zucchinisalat Folienkartoffel und Quark-Öl-Creme, garniert mit 2 Eischeiben
20.00 Uhr:	1 Apfel (im Zimmer)
Nährstoffgehalt:	4489 kj (1069 Kalorien) Eiweiß: 44 g Fett: 31 g Kohlenhydrate: 135 g

3. Tag:

Frühstück:	1 Stück Obst (Melone, Ananas oder Kiwi) Müsli mit gerösteten Mandeln Kräutertee oder Malzkaffee
10.00 Uhr:	1 Bioghurt (im Zimmer)
Mittags:	Gemischte Salatplatte mit gehackten Nüssen Tortilla nach Art des Hauses mit Gemüsefüllung
14.00 Uhr:	Tee mit Zitrone und *Buchingers* Vitamin-Shake (im Zimmer)
Abends:	Salat von Staudensellerie mit Walnüssen Hirsepastete mit pikanter Dillsauce Tartex-Quark-Creme 1 Scheibe Dreikornbrot Kräutertee oder Malzkaffee
20.00 Uhr:	1 Apfel (im Zimmer)
Nährstoffgehalt:	5355 kj (1275 Kalorien) Eiweiß: 51 g Fett: 38 g Kohlenhydrate: 154 g

4. Tag:

Frühstück:	Müsli mit gerösteten Mandeln 1 Weizenschrotbrötchen 5 g Butter oder Margarine 50 g Quark nature, 15 g Honig Kräutertee oder Malzkaffee
10.00 Uhr:	1 Bioghurt (im Zimmer)
Mittags:	Salatplatte mit angerösteten Sesamkörnern Gemüsetorte mit frischen Champignons in feiner Sojasauce Früchtequark mit Weizenkeimen
14.00 Uhr:	Tee mit Zitrone und *Buchingers* Vitamin-Shake (im Zimmer)
Abends:	Kopfsalat in Joghurtcreme Exotisches Sojaragout auf Curryreis Gervais-Quark-Creme 5 g Butter oder Margarine 1 Scheibe Dreikornbrot Kräutertee oder Malzkaffee
20.00 Uhr:	1 Apfel (im Zimmer)
Nährstoffgehalt:	6648 kj (1583) Kalorien Eiweiß: 77 g Fett: 57 g Kohlenhydrate: 184 g

Die wichtigsten Rezepte der Aufbaukost

Gemüsetorte mit Champignons (für 3 Personen)
1612,8 kj (384 Kcal) pro Person

Zutaten:

150 g Vollkornmehl
1 Ei
60 g Pflanzenmargarine
je 1 Eßl. Wasser und Obstessig
1 Prise Kräutersalz

Füllung:

150 g frische Champignons
150 g Sellerie
150 g Karotten
ca. 6 Eßl. fettarme Milch
1 Ei
1 Eßl. (10 g) Hefeflocken
2 Eßl. frische Petersilie
2½ Eßl. magerer geriebener Käse
Muskat, Kräutersalz, vegetarisch gekörnte Brühe

Zubereitung:

Aus den für den Teig angegebenen Zutaten einen Mürbeteig herstellen. Eine ausgefettete Kuchenform ganz dünn mit dem Teig auslegen.
Das Gemüse halbgar dünsten und in mittlere Würfel schneiden.
Eigelb, Milch, Hefeflocken und Gewürze zu einer schaumigen Masse schlagen, den Eischnee zum Schluß unterziehen.
Das Gemüse mit der Masse übergießen und auf den vorbereiteten Mürbeteigboden geben. Mit dem geriebenen Käse bestreuen und bei mittlerer Hitze im Backofen garen lassen, ca. 20 Minuten.

Hirse-Pastete mit Dillsauce (für 1 Person)
600,6 kj (143 Kcal) pro Person

Zutaten:
20 g gekochte Hirse
½ Eßl. feine Erbsen
½ Eßl. Karotten (würfelig geschnitten und gekocht)
¼ Ei
½ Eßl. Magerquark
frische Kräuter und Kräutersalz

Zubereitung: Die gekochte Hirse mit Erbsen und Karotten vermischen. Ei und Magerquark zu einer Masse verrühren, evtl. etwas Flüssigkeit dazugeben, gut abschmecken und in ein gefettetes Förmchen geben. Im Wasserbad stocken lassen.

Dillsauce: Gemüsesud und Milch – halb und halb – die Flüssigkeit mit Vollkornmehl leicht abbinden und mit Meersalz und reichlich frischem Dill abschmecken.

Exotisches Soja-Ragout (für 2 Personen)
357 kj (85 Kcal) pro Person

Zutaten:
50 g Soja Zart
20 g feingehackte Zwiebel
1 Eßl. Rosinen (2 g)
2 Eßl. Sojasprossen (10 g)
je 1 Eßl. Bananenmus und Ananasraffel
1 Eßl. blättrig geschnittene Champignons
1 Tasse Tomatensaft

Zubereitung: Die feingehackte Zwiebel in etwas Flüssigkeit gar dünsten, Soja Zart in Würfel schneiden, zusammen mit Rosinen, Sojasprossen, Champignonblättern und Ananasraffel zu den Zwiebeln geben, ca. 10 Min. dünsten lassen. Auffüllen mit Tomatensaft und abschmecken mit Bananenmus, Honig, Zitronensaft und Tamari-Sojasauce.

Weizen-Soufflé (für 1 Person)
722,4 kj (171 Kcal) pro Person

Zutaten:
20 g Spießkornweizen (roh gewogen)
20 g Magerquark, 2 geh. Eßl.
¼ Ei
15 g geriebener Käse
1 Teel. Öl (zum Einfetten der Form)
Gewürze: Kräutersalz, Muskatnuß, 1 Tropfen Tamari

Zubereitung:
Das Getreide in Wasser garen, nicht zu weich! Das abgekühlte Getreide vermischen mit Magerquark, Ei und geriebenem Käse, mit den angegebenen Gewürzen abschmecken und in ein gefettetes Förmchen fülllen. Im Wasserbad oder im Backofen ca. 20 Minuten garen bzw. stocken lassen.

Schrot-Bratling (für 1 Person)
819 kj (195 Kcal) pro Person

Zutaten:
30 g Weizen- oder Roggenschrot
½ Ei
1 Teel. Sojamehl
1 Teel. Hefeflocken
gehackte Petersilie, Meersalz und Vitamin R

Zubereitung:
Das Schrot wird über Nacht in abgekochtem Wasser eingeweicht. Aus allen Zutaten wird eine Masse gerührt. Würzen nach Geschmack und in sehr wenig Öl in der Pfanne ausbacken.

Pilzbratling (für 2 Personen)
659,4 kj (157 Kcal) pro Person

Zutaten:
50 g gegarte Pilze
1 Ei
2 Teel. Sojamehl
1 kl. geriebene Zwiebel
Kräutersalz, Vitamin R und reichlich frische Kräuter

Zubereitung:
Aus allen Zutaten eine Bratlingmasse herstellen. Würzen nach Geschmack und in wenig Öl in der Pfanne garen.

Quark-Ölcreme zu Folienkartoffeln (für 1 Person)
436,8 kj (104 Kcal) pro Person

Zutaten:
1 Eßl. Magerquark, evtl. mit etwas Buttermilch glattrühren
2 Teel. kalt geschlagenes Öl (Sonnenblumen-, Lein- oder Distelöl)
1 Teel. grob gehackte Sonnenblumenkerne
1 Eßl. frisch gehackte Kräuter

Zubereitung:
Alle Zutaten miteinander vermischen und eventuell mit wenig Kräutersalz abschmecken!

Tartex-Quarkcreme (für 1 Person)
138,6 kj (33 Kcal) pro Person

Zutaten und Zubereitung:
10 g Tartex und 10 g Magerquark miteinander zu einer streichfähigen Masse verrühren.
Als Geschmacksvariation können
- gehackte Kräuter *oder*
- geschrot. Leinsamen *oder*
- geriebener Apfel

verwendet werden.

Durch die Mischung mit Magerquark lassen sich vollfette Käsesorten, speziell Weichkäse und Streichkäse, in den Kalorien stark reduzieren, ohne eine Geschmackseinbuße zu erleiden. Besonders geeignet: Schafskäse, alle Edelpilzkäse sowie Doppelrahmfrischkäse.

Müsli

		Eiweiß	Fett	Kohlen-hydrate	kj (Kcal)
1 Teel.	10 g Weizen, geschrotet	1,2	0,2	6,9	147,0 (35)
½ Teel.	2 g Sonnenblumenkerne geschrotet	0,3	0,6	0,3	33,5 (8)
½ Tel.	2 g Sesam	0,4	1,0	0,4	50,7 (12)
1 Teel.	1 g Leinsamen	0,2	0,3	0,1	16,8 (4)
1 Teel.	1 g Weizenkeime	0,3	0,1	0,5	16,8 (4)
½ Teel.	1 g Rosinen	+	/	0,6	12,5 (3)
	20 g Magerquark (1 Eßl.)	3,4	0,2	0,4	75,6 (18)
	60 g Apfel (½)	+	/	7,2	126,0 (30)
½ Teel.	2 g Nüsse, gemahlen	0,3	1,2	0,3	58,8 (14)
1 Me.sp.	1 g Agar-Agar	/	/	+	/
1 Me.sp.	2 g Soja-Milch-Pulver	0,3	0,5	1,0	42,0 (10)
½ Teel.	2 g Honig	+	/	1,6	25,2(6)
½ Teel.	2 g Sanddorn	+	/	1,2	21,0 (5)
	2 g Mandeln	0,4	1,1	0,3	54,6 (13)
	2 g Zitronensaft	+	/	0,2	4,2 (1)
		6,8 g	5,2 g	21,0 g	684,6 (163)

Zubereitung:
Abends: Weizen und Sonnenblumenkerne getrennt frisch schroten und ebenfalls getrennt einweichen. Zusätzlich separat einweichen: Sesam, Rosinen und Leinsamen.

Morgens: Quark, oder nach Wunsch auch Joghurt, in eine Schüssel geben und alle übrigen Zutaten, bis auf Apfel, Honig und Zitronensaft, dazugeben und miteinander vermengen. Den Apfel grob reiben und locker unterheben.
Mit Zitrone und Honig fruchtig frisch abschmecken!

Begründung einer vegetarischen Vollwertkost im Aufbau

Die Aufbaukost, in der – auch nach einer Empfehlung der Deutschen Gesellschaft für Ernährung – mindestens zwei Wochen nach dem Fastenbrechen auf Fleisch und Fisch verzichtet werden muß, hat sich seit Jahrzehnten bewährt. Sie ist nach Zusammensetzung und Zubereitung vollwertig durch ihren reichen, ausgewogenen Gehalt an

- hochwertigen Fetten, Kohlenhydraten und Eiweißen
- Vitaminen
- Aromastoffen
- Fermenten
- Auxonen (Wuchsstoffe) und den
- Mineralien wie Kalium, Calcium, Magnesium, die als Basen bezeichnet werden.

Basen, überschüssig vor allem in Obst (auch in Zitronen und Fruchtsäure) und Gemüsen, also in den meisten pflanzlichen Nahrungsmitteln, neutralisieren die Säuren, überschüssig besonders in Fleisch, Fisch, Käse, also in den meisten tierischen Nahrungsmitteln.

Unzureichende Versorgung mit Basen – wie durch die bürgerliche Küche mit zu reichlichem oder regelmäßigem Fleischgenuß üblich – zwingt ständig zu Rückgriffen auf die im Skelett vorhandenen Reserven an basischen Salzen (Folge: Entkalkung der Knochen!) und zu einem Eiweißabbau (zu Ammoniak, auch einer Base) mit erheblicher Schlackenbildung, damit das lebenswichtige Säure-Basen-Gleichgewicht erhalten bleibt.

Eine gesunde Nahrung muß daher – und zwar nicht nur unmittelbar nach dem Fasten, aber vor allem dann – basenüberschüssig sein, d. h. es sollte (nach einer Diätformel von *R. Berg*) dem Gewicht nach fünf- bis siebenmal soviel an Kartoffeln, Gemüse und Früchten als von allen Nahrungsmitteln zusammen gegessen werden, dazu Milch bzw. Milchprodukte. Davon sollte ein Drittel des Gemüses, der Salate und der Früchte und auch Körner als Kornbrei roh und so frisch wie möglich vor Beginn einer Mahlzeit (wichtig!) gegessen werden.

Vermieden werden sollten, soweit nur irgend möglich, denaturierte Nahrungsmittel, sogenannte Leerkalorien, isolierte Kohlenhydrate aus Weißmehl und raffiniertem Zucker. Ersatz durch Vollkornprodukte.

Eingeschränkt werden sollte der Fettverbrauch im allgemeinen und der von tierischen Fetten im besonderen zugunsten von kaltgeschlagenen Pflanzenölen und -fetten. Gespart werden sollte mit Kochsalz, dafür reichlichere Verwendung von grünen und getrockneten Gewürzkräutern.

Wenn es auch auf weniger essen ankommt, so kommt es doch vor allem auf richtig essen und richtiges Essen an.

Im Gegensatz zu der üblichen Überversorgung mit Kalorien ohne genügende sogenannte Vitalstoffe bei zu hohem Fleischverbrauch, die zu einem Heißhunger und damit zu übermäßiger Nahrungsaufnahme und Reizmittelmißbrauch führt, läßt eine vollwertige Kost bei verminderter Eiweißzufuhr den Kalorienbedarf sinken und, bei verbesserter Leistungsfähigkeit und Gesundheit, auch das erwünschte Körpergewicht erreichen oder erhalten.

Durch falsche und zu reichliche Ernährung bedingte Zivilisationskrankheiten verursachen in der Bundesrepublik jährlich Kosten von 17 Milliarden DM. Eine Umstellung schädlicher Ernährungsgewohnheiten ist *notwendig* und nie so leicht möglich wie nach dem Fasten. »Wer fastet, um bald nach dem Fasten wieder in seine alten Gewohnheiten zu verfallen, durch die er krank – oder übergewichtig – geworden ist, kann weder nachhaltigen Erfolg noch andauernde Gesundheit erwarten« (Dr. *Buchinger*).

Beispielhafte Fastenverläufe und Fastenergebnisse in Krankheitsfällen

Dr. *Buchingers* erste Fastenerfahrung und zugleich der überzeugendste Erfolg war die vollständige Heilung seiner eigenen schweren rheumatischen Erkrankung. In der Bundesrepublik Deutschland sind rund 5,2 Mill. Rheumakranke. 20 000 davon werden jährlich vorzeitig invalidisiert. Die Sozialkostenbelastung ist hier besonders hoch.

Die Wirkung des Fastens soll auch bei Stoffwechsel- und Zivilisationskrankheiten gezeigt werden. Die Rolle des Übergewichts wird dabei oft unterschätzt. Mit nachteiligen Folgen für Gesundheit und Lebenserwartung muß gerechnet werden, z. B. verbraucht die Muskulatur Übergewichtiger schon in Ruhe überdurchschnittlich viel Sauerstoff. Dadurch sind die Leistungsreserven von Herz und Kreislauf eingeschränkt. Diese Organe arbeiten dann bereits oft schon auf Hochtouren, wenn sie noch nicht belastet sind.

Auch bei noch nicht erkennbarer oder noch nicht spürbarer Einbuße an Vitalität ist zu einem – und wie nachfolgende Krankengeschichten nachweisen – höchst nutzbringenden Vorbeugefasten zu raten.

1. Fasten bei Muskelrheuma

Frau L. R., 40 Jahre, Übergewicht mit Herzmuskelstörungen, Schilddrüsenüberfunktion und Weichteilrheuma mit starken Schmerzen in den Muskeln; fastete 50 Tage, kleinere Krisen am 7. und 8. Tage; allmählicher Rückgang sowohl der Schwellungen wie der Schmerzen. Nach 50 Fastentagen Hände und Oberarme entquollen, die Muskulatur und Sehnenansätze druckschmerzfrei und entspannt. Eine konsequente Umstellung auf Rohkost- und Vollkornernährung führte zu einer totalen Wende im Leben der Patientin.

2. Fasten bei Gelenkrheumatismus (primäre Polyarthritis)

Frau B. F., R., 52 Jahre, 168 cm, 58 kg; schmerzhafte Schwellungen an Finger-, Hand- und Ellenbogengelenken, an Schultern und Knien; konnte mit den Händen nicht mehr zugreifen, die Ellenbogen und Knie nicht mehr durchbiegen und strecken. Patientin fastete nach zwei einleitenden Obsttagen 41 Tage. Bis in die fünfte Fastenwoche traten entzündliche und schmerzhafte Kristen an den betroffenen Gelenken auf, verbunden mit Temperaturanstieg und Schweißausbrüchen. Patientin konnte sich nur noch mühsam bewegen. Erst in der sechsten Fastenwoche kam es zum entscheidenden Durchbruch. Die Temperaturen klangen ab, die Krisen wurden schwächer und seltener. Im nachfolgenden Diätaufbau bildeten sich die Schwellungen total zurück, die Beweglichkeit in allen Gelenken kam zusehends wieder, die Patientin konnte spazierengehen und sich frei bewegen und erholte sich danach vollständig, so daß die geplante Wiederholung des Fastens nach zwei Jahren nicht notwendig war. Bis heute – 13 Jahre nach der erfolgreichen Fastenbehandlung – ist die Patientin gesund und beschwerdefrei.

3. Gelenkrheumatismus

Eine 39jährige Patientin leidet seit 16 Jahren an chronischem Gelenkrheumatismus, war bis zu 15mal in Krankenhäusern und Sanatorien mit Cortisonpräparaten vorbehandelt, kam im Juni 1971 zur Behandlung. Zunächst werden alle allopathischen Medikamente abgesetzt, Patientin wird auf Rohkost-Diät umgestellt. Körpergewicht 39 kg, Größe 156 cm. Knie- und Handgelenke sind stark geschwollen, Patientin kann sich nur mühsam unter starken Schmerzen bewegen. Beide Schulter- und Ellenbogengelenke schmerzen. Hiernach begann die Patientin trotz großen Untergewichts mit dem Fasten. Schon nach wenigen Tagen Linderung der Schmerzen, am zweiten Tag leichte Kopfschmerzen, mehrfach Erbrechen. Auch am dritten Tag noch Erbrechen und Kopfschmerzen; Schultern aber schon wesentlich schmerzfrei, Finger und Knie können besser bewegt werden. Das Gewicht war auf 37 kg zurückgegangen, am 5. Fastentag kann die Patientin die linke Hand fast zur Faust schließen. Körpergewicht auf 36 kg zurückgegangen. Am 7. Fastentag Gewicht noch 35,5 kg, erhöhte Pulsfrequenz, im übrigen gutes Befinden. Fastenbrechen wird von Tag zu Tag um einen Tag hinausgeschoben, so daß Patientin schließlich 15 Fastentage absolviert, mit einem Gewicht auf 35 kg zurückgegangen. Danach vegetarischer Ernährungsaufbau, der komplikationslos gelingt. Die Patientin ist schmerzfrei, es geht ihr sehr gut, sie kann arbeiten. Das Gewicht steigt auf 37 kg an, Patientin hat gelegentlich noch kleinere Schmerzen in den Knien, im übrigen aber sehr verbesserter Zustand. Patientin fastete später noch einmal und wurde dann völlig beschwerdefrei und blieb es auch in den folgenden Jahren.

4. Gelenkrheumatismus

Frau B. P. aus Folkestone/England, 52 Jahre, 166 cm groß, 72 kg. Patientin ist seit vielen Jahren in England, Südafrika und Baden-Baden an äußerst schmerzhafter Gelenkentzündung behandelt worden. Linderung nur nach starken Cortisongaben. Patientin kann nur mit Hilfe von zwei Schwestern in die Klinik gebracht werden; fastete 30 Tage mit ständig starken Schmerzen, konnte nur mit psychischer Unterstützung des Ehemanns zum Durchhalten veranlaßt werden. Ab 20. Fastentag langsame Linderung der Schmerzen und kleinere Spaziergänge am Arm des Ehemannes, kein

Cortison mehr, homöopathische Arzneigabe. Gelenke beweglicher, aber immer noch schmerzhaft. Patientin wurde gebessert, aber noch nicht beschwerde- und schmerzfrei entlassen. Kam ein halbes Jahr später erneut zum Fasten; dieses Mal trotz Schmerzen und Bewegungsbegrenzung in einem wesentlich besseren Allgemeinzustand. Fastete 22 Tage. Bei Entlassung beinahe schmerzfrei, keine Medikamente, kann Spaziergänge bis zu 2 km machen.

5. Fasten bei Beinarterienverschluß (Raucherbein)

Herr E. M., Zürich, 56 Jahre, 178 cm, 81,4 kg, kommt in die Behandlung wegen eines teilweisen Verschlusses der linken Beinarterie mit Geheinschränkung auf wenige Meter (Raucherbein). Ferner wiederkehrende Angina-pectoris-Beschwerden, Alterszuckerkrankheit, Fettleber. Patient raucht 70 Zigaretten täglich, so daß vor Beginn der Fastenbehandlung eine Entwöhnungskur notwendig wurde, die der Patient mit großer Anstrengung, aber erfolgreich absolvierte. Das Heilfasten mit 2 einleitenden Diättagen umfaßte 27 Fastentage und 11 Aufbautage. Nikotinentzug und ein konsequent durchgeführtes Übungsprogramm erreichten ein so günstiges klinisches Ergebnis, daß der einweisende Arzt auf die Operation (komplizierte Oberschenkeloperation) verzichten konnte. Sowohl der Zucker wie die Herzbeschwerden besserten sich bzw. traten nicht mehr auf.

6. Fasten bei Nierenentzündung

49jähriger Ingenieur, als sechsjähriges Kind erste Nierenentzündung. Später, in Verbindung mit einer Mandeloperation, erneut entzündliche Prozesse an den Nieren. Zwei Jahre später Sanierung des beherdeten Gebisses, Kuren in Bad Wildungen wurden gut vertragen. 1957 erste 21tägige Fastenkur, die dem Patienten so gut bekam, daß er 1960 und 1962 eine weitere Kur anschloß. Patient fastete jedesmal 14 Tage mit Obst- und Gemüsesäften, bekam Vollmassagen und Teilbäder, fühlte sich während beider Kuren außerordentlich wohl, wanderte, ruderte und erlebte jedesmal einen deutlichen Zuwachs an Leistungsfähigkeit und Arbeitsfreude. Der Blutdruck sank jeweils von 180/120 auf 130/90. Die seit Jahren bestehenden krankhaften Befunde besserten sich auf normale Werte. Patient wiederholte die Kur später noch einmal, in der Folge keine krankhaften Befunde mehr.

7. Fasten bei Hautkrankheiten

Herr F. M., 37 Jahre, 179 cm, 83,1 kg, leidet seit Jahren unter nässendem Ekzem am ganzen Körper. Zweimal Krankenhausvorbehandlung mit mäßigem Erfolg. Kommt zum Fasten auf Empfehlung seines Arztes.

Fastete insgesamt 40 Tage mit homöopathischer Medikation; in der dritten Woche schwere Krise, Rötung und Nässung an Bauch und Oberschenkel; Krisen klingen nach 4 Tagen ab. In der 5. und 6. Fastenwoche gehen Schuppung und Rötung zurück, die Ausblühungen kommen völlig zur Ruhe. Patient wird geheilt entlassen mit Hinweis, daß Dauererfolg nur bei konsequenter Kostumstellung erwartet werden darf.

8. Fasten bei Übergewicht

Madame A. L., 52 Jahre, 99,2 kg, Bluthochdruck, Herzrhythmusstörung, zuckerkrank, Fettleber, Thrombose.

Patientin fastete 21 Tage mit 9 kg Gewichtsverlust, Blutdruck normalisiert sich von 185/110 auf 145/90, Cholesterin von 259 auf 163, Zucker von 199 Milligramm % auf 72. Medikamente werden völlig abgesetzt, Herz-Kreislauf-Verhältnisse normalisieren sich, Leber und Blutdruck bleiben wie oben geschildert normal.

9. Fasten bei Diabetes mellitus (Zuckerkrankheit)

Herr J. F., 69 Jahre, 114,4 kg, 175 cm. 18 Fastentage, Gewichtsverlust: 10 kg. Zuckerkrank, Herzbeschwerden mit Rhythmusstörungen, Rechtsschenkelblock, Patient fastete komplikationslos, Stoffwechselverhältnisse (Zuckerkrankheit) normalisieren sich. Völlige Rückbildung der Herzstörung ohne Medikamente.

10. Fasten bei Erkrankungen der Leber

54jähriger Patient leidet an chronischer Leberentzündung, Stoffwechselstörungen mit Hautgeschwüren. Pat. ist seit seiner Studentenzeit Alkoholiker und fachärztlich vorbehandelt, kommt zum Fasten auf Einweisung seines behandelnden Arztes. Fastet erstmals 14 Tage mit nachfolgendem Diät-Aufbau. Beschwerden klingen ab; Laborwerte bessern sich, die Hautgeschwüre heilen ab. Pat. fühlt sich subjektiv wohler und leistungsfähiger. Wiederholt das Fasten in den nächsten Jahren mit dem Erfolg, daß sich die Laborbefunde völlig normalisieren und die Hauterkrankungen völlig zum Stillstand kommen.

Weiterführende Literatur

Anemueller, H.: Gesund leben – aber wie? 3. überarb. Aufl. Stuttgart 1983
Bretschneider, F.: Verhaltenstraining für Streßsituationen. Stuttgart 1982
Buchinger, O.: Das Heilfasten und seine Hilfsmethoden als biologischer Weg. 20., unveränderte Auflage. Stuttgart 1982.
Burkitt, D.: Gesund leben mit Ballaststoffen. Stuttgart 1982
Fahrner, H.: Fasten als Therapie. Stuttgart (in Vorbereitung)
Franke, K.: So lernt man Autogenes Training. 4. erw. Aufl. Stuttgart 1983
Gerhard, H.: Medizin aus der Küche. Gewußt wie von A–Z. Volkstümliche Belehrung über die Heilwerte unserer Nahrungsmittel. 6. Aufl. Stuttgart 1980
Gerhard, H.: Saftfasten. Obst- und Gemüsesäfte als flüssige Heilmittel. 2. erw. Aufl. Stuttgart 1982
Lysebeth, van A. und Dr.: Meine tägliche Yogastunde. Stuttgart 1981
Madders, J.: Entspannung bei Streß. Wege zur Erleichterung bei nervöser Spannung, Migräne und Schlafschwierigkeiten. Stuttgart 1983
Mar, L.: Früchte aus aller Welt. Schutz- und Heilkräfte einheimischer und exotischer Früchte. 3. überarb. Aufl. Stuttgart 1983
Parow, J.: Atemfibel. 5. überarb. Aufl. Stuttgart 1983
Reinhardt, B.: Die stündliche Bewegungspause. Stuttgart 1983
Scholz, H.: Mineralstoffe und Spurenelemente – nötig für unsere Gesundheit. Stuttgart 1980
Tochtermann, W.: Der überempfindliche Mensch. Über den rechten Umgang mit sich selber. 5. erw. Aufl. Stuttgart 1976
Zapotoczky, H. G.: Streß in allen Lebensstufen. Gefahr und Überwindung. Stuttgart 1982
(alle Titel: Hippokrates Verlag, Stuttgart)

Buchinger, O.: Rohkost und vegetarische Kost als Heil- und Dauernahrung. Wilkens-Verlag, Bad Bevensen
Lützner, H.: Wie neugeboren durch Fasten. Gräfe und Unzer Verlag, München
Kollath, W.: Die Ordnung unserer Nahrung. Hippokrates Verlag, Stuttgart
Schmal, F.: Die Flucht aus dem Dschungel der Süchte – das Fasten. Verlag aktuelle Texte, Altheim-Heiligkreuztal
Wilhelmi-Buchinger, M.: 200 Rezepte für fleischlose Tage. Verlag Klinik Buchinger, Überlingen

Wo kann gefastet werden?

Klinik Dr. Otto Buchinger
3280 Bad Pyrmont
Chefarzt Dr. Buchinger

Klinik am Warteberg
3430 Witzenhausen
Chefarzt Dr. Eisenberg

Kurklinik Emmaburg
Lahnstr. 28
5928 Laasphe
Chefarzt Dr. Heide
(auch Heilverfahren der BfA)

Klinik Dr. J. Brand
Ölmühlweg 31
6240 Königstein/Taunus

Felke-Kurhaus Menschel
6553 Sobernheim/Meddersheim
Chefarzt
Frau Dr. Thea Menschel

Parksanatorium
7758 Meersburg
Chefarzt Dr. Maus

Kurpark-Klinik
Gällerstr. 10
7770 Überlingen
Chefarzt Dr. Lützner
(auch Heilverfahren über
LVA Baden)

Klinik für Naturheilwesen
Sanatoriumsplatz 2
8000 München-Harlaching
Chefarzt Dr. Zimmermann

Klinik für Naturheilverfahren
Tannerhof
8163 Bayrischzell/Obb.
Chefarzt Dr. v. Mengershausen

Kurklinik Kronprinz
8210 Prien
Chefarzt Dr. Schimmel
(auch Heilverfahren der BfA)

Privatklinik Dr. Spiske
Zweigstr. 7
8939 Bad Wörishofen
Chefarzt Dr. Spiske

Klinik Buchinger am Bodensee
Helmut Wilhelmi
7770 Überlingen
Chefarzt Dr. Fahrner

Clinica Buchinger
Apartado 68
Marbella/Málaga
Spanien